Michael Helfferich

Erkältungskrankheiten
homöopathisch behandeln

Die geeigneten Mittel auswählen und damit Atemwegserkrankungen und grippale Infekte sanft und natürlich heilen

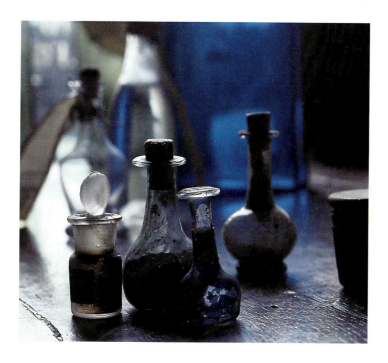

SÜDWEST

Inhalt

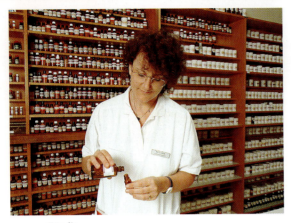

Für die Behandlung von Erkältungen kommen viele Homöopathika infrage.

Vorwort	4

Wissenswertes über die Homöopathie 6

Grundbegriffe der etwas anderen Medizin	6
Heilende Wirkung aus den Potenzen	9

Fieber, grippaler Infekt 12

Die Zeichen erkennen	12
Fragenkatalog zu Fieber und grippalen Infekten	13
Das richtige Mittel bei Fieber und grippalen Infekten	14
Übersicht zu Gelüsten bei grippalen Infekten	16
Lust auf bestimmte Speisen und Getränke	18
Mittelbeschreibungen	19

Halsschmerzen, Angina 26

Halsschmerzen innerlich und äußerlich bekämpfen	26
Das richtige Mittel bei Halsschmerzen	28
Fragenkatalog zu Halsschmerzen	30
Mittelbeschreibungen	31

Heiserkeit und Stimmverlust 44

Wenn die Stimme versagt	44
Das eigene Befinden testen	45
Das richtige Mittel bei Heiserkeit und Stimmverlust	46
Mittelbeschreibungen	48

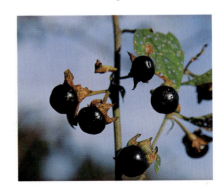

Die Tollkirsche, Atropa belladonna, darf nur in homöopathischer Verdünnung angewendet werden.

Inhalt

Husten, Bronchitis   54

Was passiert eigentlich beim
Husten?   54

Fragenkatalog zu Husten und
Bronchitis   55

Das richtige Mittel bei Husten
und Bronchitis   56

Mittelbeschreibungen   59

*Der Gewürz-
paprika, Cap-
sicum annum,
wird bei Hals-
entzündungen
eingesetzt.*

*Gelüste auf
bestimmte
Speisen weisen
den Weg zur
richtigen Mit-
telwahl.*

Schnupfen, Neben-
höhlenentzündung   84

Ein Schnupfen heilt
100 Krankheiten   84

Fragenkatalog zu Schnupfen
und Nebenhöhlenentzündung   85

Das richtige Mittel bei Schnupfen
und Nebenhöhlenentzündung   86

Mittelbeschreibungen   88

Über dieses Buch   94

Heilmittel- und Sachregister   95

Ohrenschmerzen,
Mittelohrentzündung   74

Schnelle Reaktion auf
Schmerzen   74

Fragenkatalog zu Ohrenschmerzen
und Mittelohrentzündung   75

Das richtige Mittel bei Ohrenschmerzen und Mittelohr-
entzündung   76

Mittelbeschreibungen   78

*Bei bestimm-
ten Schnup-
fenformen ist
Pulsatilla das
geeignete
Homöopathi-
kum.*

Vorwort

Der Begriff »Homöopathie« wurde von dem Begründer dieser Medizin, dem deutschen Arzt Samuel Hahnemann geprägt. Er wollte damit den Gegensatz zu der konventionellen Medizin (heute auch Schulmedizin oder wissenschaftliche Medizin genannt) herausstellen, die er Allopathie nannte.

Übersetzt aus dem Griechischen bedeutet Homöopathie »dem Leiden ähnlich«. D.h. eine Substanz, die beim Gesunden eine Reihe von Beschwerden hervorruft, kann in homöopathischer Zubereitung einen kranken Menschen, der ähnliche Symptome aufweist, heilen. Dies geschieht über eine spezifische Aktivierung der Selbstheilungskräfte. Hahnemann nannte dieses Prinzip die Ähnlichkeitsregel: Ähnliches werde mit Ähnlichem geheilt.

Mittel aus der Natur

Allopathie bedeutet »dem Leiden entgegengesetzt«. Dies heißt in der Praxis, dass man bei Durchfall stopfende Arzneien gibt, bei Verstopfung abführende, bei Reizhusten einen Hustenblocker, etc.

Folgendes Beispiel soll Ihnen das homöopathische Heilprinzip verdeutlichen: Stellen Sie sich vor, Sie hätten ein hochrotes, glänzendes Gesicht mit weiten Pupillen, würden am ganzen Körper schwitzen, im Bett dampfen und beim Abdecken frieren. Dazu käme starker Durst, die Halsschlagadern würden sichtbar pulsieren, die Schleimhäute in Mund und Rachen wären zunächst glühend rot, später dunkelrot und gefleckt. Der Puls wäre klopfend hart, schnell und voll, das Fieber stiege an. Berstende Kopfschmerzen würden Sie martern, die sich durch Lärm und Erschütterung noch verschlimmern.

Diese Symptome könnten Sie beobachten, wenn ein gesunder Mensch Tollkirschen (Atropa belladonna) isst. Sie würden sich normalerweise bei Nichtbehandlung bis zum Tod steigern. Hat aber ein Kranker solche Anzeichen, ist Belladonna das passende Mittel für ihn.

In der Homöopathie wird der kranke Mensch von Grund auf behandelt. Das passende homöopathische Arzneimittel, das Simile, stabilisiert das innere Gleichgewicht des Patienten. Damit wird der Körper selbst in die Lage versetzt, Erreger abzutöten und die Krankheit zu überwinden.

Der Mensch im Mittelpunkt ■

Entsprechend der Ähnlichkeitsregel wirkt Belladonna in homöopathischer Zubereitung und Dosierung bei fiebrigen Erkrankungen, Bronchitis, Anginen oder Scharlach, wenn dabei die oben geschilderten Symptome beobachtet werden können.

Unterstützung bei der Selbstdiagnose

Dieser Ratgeber soll Ihnen die wichtigsten homöopathischen Arzneien bei den diversen Erkältungskrankheiten in besonders übersichtlicher Form an die Hand geben. Die Auswahl der Mittel wurde von mir nach den Erfahrungen in meiner Praxis vorgenommen. Sie ist keineswegs vollständig, in seltenen Fällen kommen auch verschiedene andere Mittel infrage.

Wichtig bei der Entscheidung für ein bestimmtes Mittel ist die möglichst exakte Zustandsbeschreibung des Patienten. Beobachten Sie sich ganz genau. Wann begannen die ersten Anzeichen? Haben Sie Appetit, wenn ja, worauf? Wie schlafen Sie? Spüren Sie Besserungen oder Verschlechterungen in bestimmten Situationen?

Das Erkennen der Symptome führt Sie dann zu einer Auswahl von Mitteln. Haben Sie den Eindruck, dass keines der angegebenen Arzneien zu Ihrem Krankheitsgeschehen passt, oder können Sie mit den von Ihnen ausgewählten Mitteln keine Besserung erzielen, dann wenden Sie sich am besten an einen Arzt oder Heilpraktiker, der klassisch homöopathisch behandelt.

> Manche Apotheken stellen eine homöopathische Taschenapotheke nach Ihren Wünschen zusammen. In dem kleinen Federmäppchen ist Platz für ca. 30 Röhrchen, also ebenso viele verschiedene Mittel.

Die Erstellung einer homöopathischen Hausapotheke

Es ist zweckmäßig, die infrage kommenden Mittel zu Hause zu haben. Gerade Erkältungen beginnen häufig spät abends oder gar an Wochenenden und verschlechtern sich meist deutlich bis zum nächsten Tag. Je schneller man etwas gegen die Krankheit unternimmt, desto leichter bekommt man sie in den Griff. Sie können alle angegebenen Arzneien in den Originalpackungen erwerben oder sich eine homöopathische Taschenapotheke im Federmäppchenformat kaufen. Die Mittel sind hier in kleinen Röhrchen abgefüllt.

Wissenswertes über die Homöopathie

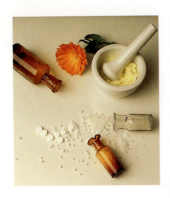

Aus den natürlichen Ausgangsstoffen pflanzlicher, tierischer oder mineralischer Herkunft wird eine homöopathische Urtinktur bzw. Grundverreibung gewonnen.

Während in der Schulmedizin mit Medikamenten behandelt wird, die Erkrankungen von außen stoppen, werden in der Homöopathie dem Körper entsprechende Mittel zugeführt, aus denen er seine Selbstheilungskräfte entwickeln kann.

Grundbegriffe der etwas anderen Medizin

Um Sie im Folgenden bei der Selbstdiagnose unterstützen zu können und Ihnen bei der Wahl der jeweiligen Mittel zur Therapie verschiedener Erkältungskrankheiten helfen zu können, möchte ich Ihnen vorweg einiges aus der Praxis der Homöopathie verständlich machen. Es gibt hier Begriffe, die immer wieder auftauchen. Sie beziehen sich in erster Linie auf die Art und die Menge der Arznei sowie ihre Herstellung. Sie erfahren, woraus die speziellen homöopathischen Mittel eigentlich gemacht sind. Die Begriffserklärung zeigt aber zugleich, wie die Homöopathie wirkt und wie sie richtig angewendet wird.

Das Ähnlichkeitsgesetz

Es beschreibt das Prinzip zum Auffinden der geeigneten Arznei: Ähnliches wird mit Ähnlichem geheilt. Für das Krankheitsbild des Patienten gibt es eine entsprechende Reaktion beim Gesunden, wenn er dasselbe Mittel in hoher Konzentration einnehmen würde. Zur Behandlung wird die Arznei aber in homöopathisch potenzierter Dosis eingesetzt. Das ist eine Form der Verdünnung, die kaum mehr Spuren des Mittels nachweist und doch wirkt.

Das Simile

Unter dem Simile versteht man das Arzneimittel, das bei einem bestimmten Beschwerdebild spezifisch die Lebenskraft des Kranken entfacht. Es ist diejenige Arznei, die beim Gesunden in hoher Konzentration so wirkt, wie die Symptome des Kranken sind.

Die Urtinktur

Presssäfte von Pflanzen sowie in Wasser oder Alkohol gelöste Ausgangsstoffe werden Urtinkturen genannt. Diese können aus Pflanzen, Tieren und deren Giften, Mineralien und Krankheitserregern hergestellt werden. Wasserunlösliche Substanzen und Metalle werden zerkleinert und zu einer Grundverreibung verarbeitet.

Die Potenzen

Die Urtinktur wird in genau festgelegten Schritten mit Alkohol-Wasser-Gemischen verdünnt und verschüttelt. Die Grundverreibung wird entsprechend mit Milchzucker vermischt und verrieben.
Der Buchstabe gibt die Größe des Verdünnungsschrittes an, die Zahl die Anzahl der Verdünnungsschritte (D-Potenzen werden in Zehnerschritten, C-Potenzen in Hunderterschritten verdünnt).

Globuli

Homöopathische Mittel gibt es als alkoholische Lösungen, Pulver, Tabletten und Globuli. Die geeignetste Arzneiform ist die der Globuli. Dies sind Streukügelchen aus Saccharose, auf die die jeweilige Arznei aufgetragen wurde. Sie sind z. B. auch in der homöopathischen Taschenapotheke in den Röhrchen enthalten.

Die Modalitäten

Unter Modalitäten versteht man, unter welchen Einflüssen oder Veränderungen sich das Beschwerdebild bessert oder verschlechtert. Ein Beispiel: Eine Magen-Darm-Verstimmung mit Übelkeit, Erbrechen und Durchfall wird schlimmer durch Kälte, durch kaltes und nasses Wetter, durch Alleinsein und nach Mitternacht. Sie wird besser durch Wärme und warme Getränke. Diese Modalitäten weisen auf das Mittel Arsenicum album hin. Sie sollten sich stets für das nächstähnliche Mittel entscheiden, bei dem die Modalitäten auf Ihr Befinden zutreffen.

Die meist giftigen Pflanzenstoffe aus der Natur werden durch ihre mehrfache Verdünnung so reduziert, dass sie wissenschaftlich nicht mehr nachzuweisen sind. Ihre Wirkung wird dabei optimiert.

Wissenswertes über die Homöopathie

In der ersten Behandlungsphase bei einem homöopathischen Arzt beantwortet der Patient einen ganzen Katalog von Fragen zu seinem Allgemeinbefinden, zu Gewohnheiten, Vorlieben und Abneigungen. Dieser dient als Grundlage, um den jeweiligen Konstitutionstyp festzustellen.

Das Konstitutionsmittel

Das homöopathische Mittel, mit dem das Symptomenbild eines Menschen körperlich, seelisch und geistig am meisten übereinstimmt, nennt man Konstitutionsmittel. Ein Patient ist ein Pulsatilla-, Nux-vomica- oder Natrium-muriaticum-Typ, wenn er dem homöopathischen Mittel in seinem Gesamterscheinungsbild am ähnlichsten ist.

Das Antidot

Die Wirkung homöopathischer Arzneien kann durch die gleichzeitige Verwendung anderer Homöopathika oder durch andere Stoffe abgeschwächt oder aufgehoben (antidotiert) werden.
▶ Kampferhaltige Einreibungen können die Wirkung vieler homöopathischer Mittel stören.
▶ Kaffee, Colagetränke und Koffein können Mittel wie Pulsatilla, Lycopodium, Sepia, Nux vomica und Ignatia stören.
▶ Pfefferminze und Menthol können Natrium muriaticum in seiner Wirkung stören. Die meisten Zahnpasten enthalten Menthol!
▶ Kamille stört oft die Wirkung von Sulfur.

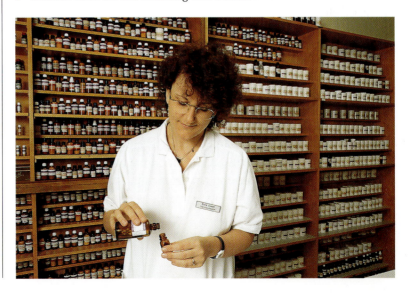

Homöopathisch wirksame Lösungen werden durch Potenzieren (mehrfaches Verdünnen) der Urtinktur in Wasser bzw. Alkohol hergestellt. Homöopathische Mittel sind sowohl als alkoholische Lösung, als Pulver, als Tabletten oder auch als so genannte Globuli erhältlich.

Optimale Heilkraft durch Verdünnen

Heilende Wirkung aus den Potenzen

Hahnemann (1755–1843) verdünnte seine Urtinkturen zunächst in Hunderterschritten und erhielt so die so genannten C-Potenzen. (Buchstaben müssen hier als römische Ziffern gelesen werden). Gegen Ende seines Lebens entwickelte und verwendete er noch die LM-Potenzen. Bei LM-Potenzen, auch Q-Potenzen genannt, erfolgt die Verdünnung im Verhältnis 1 : 50000.

In diesem Buch werden ausschließlich C-Potenzen angegeben, weil sie in diesem Zusammenhang am zweckmäßigsten erscheinen.

Herstellung der Arznei

▶ Ein Teil der Urtinktur oder Grundverreibung wird mit 99 Teilen einer Alkohol-Wasser-Lösung oder mit Milchzucker vermischt. Anschließend wird das Gemisch durch 100 kräftige Schüttelschläge oder durch einstündiges Verreiben potenziert. Auf diese Weise entsteht die Potenz C1.

▶ Ein Teil der C1-Potenz ergibt mit 99 Teilen Alkohol (bzw. Milchzucker) nach 100 Schüttelschlägen (oder einstündigem Verreiben) die Potenz C2 etc.

Auf diese Weise werden Potenzen wie C6, C12, C30, C200 oder höher hergestellt.

Das passende Mittel finden

Am Anfang jeder Krankheit sollten Sie Fragen beantworten, um das charakteristische Beschwerdebild schneller und leichter zu erfassen. Bitte notieren Sie die beobachteten Symptome und schlagen diese in der jeweiligen Symptomentabelle nach. Kommen mehrere Mittel infrage, lesen Sie die Mittelbeschreibungen und entscheiden sich dann für das geeignete, das Simile.

Über die Potenz des gewählten Mittels müssen Sie sich keine Gedanken machen; für das jeweilige Krankheitssymptom wird die Arznei nur in einer bestimmten Potenz angegeben.

Bei den D-Potenzen wird im Verhältnis eins zu zehn verdünnt. D-Potenzen wurden in den dreißiger Jahren dieses Jahrhunderts von deutschen Ärzten eingeführt und werden nur in Deutschland hergestellt und angewandt.

Wissenswertes über die Homöopathie

Die richtige Dosierung

▶ Allgemein gilt: In akuten Fällen kann das Mittel anfangs häufiger eingenommen werden, z. B. halbstündlich oder stündlich.

▶ Haben sich die Beschwerden allmählich entwickelt, empfiehlt sich eine Einnahme alle zwei bis vier Stunden oder dreimal täglich.

▶ Nach der dritten oder vierten Einnahme sollten Sie für ein paar Stunden abwarten. Wenn Sie eine Besserung feststellen, dann genügen immer seltenere Gaben, von drei- bis einmmal täglich.

▶ Zum Abschluss der Behandlung können Sie eine einzige Gabe von drei Globuli der Potenz C30 einsetzen.

▶ Erfolgt keine Besserung, sollten Sie das nächstähnliche Mittel in der angegebenen Dosierung anwenden. Beobachten Sie auch jetzt keine Besserung, dann wenden Sie sich bitte an einen erfahrenen Homöopathen oder an Ihren Hausarzt.

Verwenden Sie das jeweilige Mittel in der empfohlenen Dosierung! Die angegebenen Globulimengen gelten für Erwachsene und Schulkinder; Säuglingen und Kleinkindern geben Sie zwei Drittel davon.

> Dosierung und Häufigkeit der Einnahme von Globuli sind auf ein bestimmtes Krankheitsbild abgestimmt und beruhen auf Erfahrungswerten. Ein unpassendes Mittel, eine zu hohe oder zu niedrige Dosierung schaden in der Regel nicht – sie zeigen aber auch nicht die gewünschte Wirkung!

Die richtige Einnahme

Bei Einnahmen, die dreimal täglich oder seltener erfolgen, sollten Sie darauf achten, dass die Globuli ca. 15 Minuten vor der jeweiligen Mahlzeit unter die Zunge gelegt werden. Dort können sie sich langsam auflösen. Zuvor sollte der Mund mit etwas Wasser ausgespült werden. Sie können die Globuli auch in einem Schluck Wasser auflösen und diesen langsam im Mund zergehen lassen.

Für Kinder empfehlen sich auf jeden Fall Globuli. Auf Lösungen in Alkohol sollten Sie bei ihnen verzichten. Die kleinen Kügelchen schmecken süß und werden von Kindern gerne eingenommen.

Pro Einnahme spricht man in der Homöopathie von einer Gabe. Eine Gabe sind in der Regel drei oder fünf Globuli eines Mittels. Die genaue Dosierung ist bei den Mittelbeschreibungen noch einmal angegeben. Bitte halten Sie sich an diese Richtlinien.

Wie behandelt der homöopathische Arzt?

Für eine Krankheitsdiagnose ist es wichtig, die Symptome der Krankheit möglichst genau zu beschreiben. Als Betroffener sollten Sie dabei alles beachten, was Ihnen an sich selbst als ungewöhnlich auffällt. Wenn Sie in eine homöopathische Praxis gehen, wird Sie der Arzt nicht nur über Ihre akuten Beschwerden befragen, sondern vor allem nach Ihrem allgemeinen Befinden, nach Gewohnheiten, Vorlieben, Schwächen forschen. Zur richtigen Behandlungsweise gehört in der Homöopathie, den individuellen Typ zu erkennen und eine für den Patienten passende Medizin zu finden. Auf diese Weise wird nicht die Krankheit, sondern der kranke Mensch behandelt.

Ehrlich sein gegenüber sich selbst

Achten Sie also auch bei der Selbstdiagnose auf Ihr Gesamtbefinden, und halten Sie fest, was sich seit dem Erscheinen der Krankheit verändert hat. Im Folgenden werden die erstellten Symptomentabellen und Mittelbeschreibungen Ihnen helfen, das für Sie und Ihre spezielle Erkrankung passende Mittel zu finden.

Bei einem homöopathischen Arzt erzählt der Patient zunächst alles, was ihm zu seinem Befinden einfällt. Die sorgfältige Fallaufnahme, auch Anamnese genannt, ist sehr bedeutsam für weitere Behandlungsschritte.

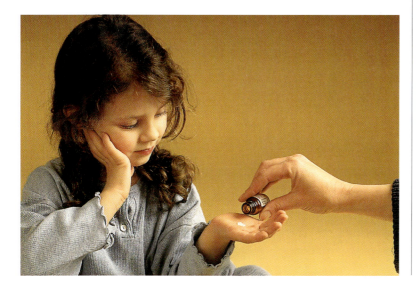

Am geeignetsten – vor allem bei der Behandlung von Kindern – ist die Gabe von Globuli. Bei Säuglingen und Kleinkindern sollte man die Dosis auf zwei Drittel der angegebenen Mengen reduzieren.

Fieber, grippaler Infekt

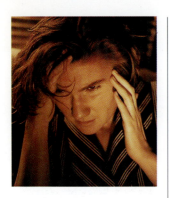

Eine häufige Begleiterscheinung vieler Erkältungskrankheiten – das Fieber.

Fieber stellt eine wichtige Heilreaktion des Körpers dar, weil es den Organismus in die Lage versetzt, aus eigener Kraft die eingedrungenen Erreger zu überwinden.

Die Zeichen erkennen

Fieber ist eines der ersten Merkmale einer infektiösen Erkrankung. Bei Säuglingen und Kleinkindern bleibt das Fieber oft das einzige eigentliche Krankheitssymptom, während es bei Erwachsenen meist nur ein Symptom eines Beschwerdebildes darstellt. Bei Temperaturen über 39,5 °C, die länger als 24 Stunden anhalten, sollte eine – möglichst homöopathische – Behandlung erfolgen. Bei Fieberkrämpfen sollten Sie sich unbedingt an einen erfahrenen Homöopathen wenden.
Allgemeine fiebersenkende Maßnahmen wie Einläufe oder Wadenwickel können zur Unterstützung der homöopathischen Behandlung angewandt werden. Achtung: Machen Sie keine kalten Wadenwickel bei kalten Beinen!
Je sicherer Sie in der Mittelwahl sind und je überzeugter von der Homöopathie, desto mehr werden Sie auf Einläufe und Wadenwickel verzichten.

So unterstützen Sie Ihren Körper

▶ Bettruhe: Termine absagen, Anrufbeantworter einschalten, Außenreize und Beanspruchung reduzieren.
▶ Fasten: Je weniger Nahrungsaufnahme, desto besser.
▶ Trinken: Die Wahl des Getränks, Temperatur und Menge richten sich nach Ihrem Bedürfnis. Probieren Sie aus, was Ihnen gut tut!
▶ Registrieren Sie Ihre Bedürfnisse wie frische Luft, Abdecken, Bewegung, Gelüste etc. Probieren Sie aus, wie diese Ihr Befinden verändern, sie erhalten wichtige Hinweise für die Mittelwahl.
Manche Kräutertees, wie z. B. Kamillenblüten oder Pfefferminzblätter, können die Wirkung homöopathischer Arzneien abschwächen oder aufheben. Verzichten Sie bitte im Zweifelsfall darauf.

Fragenkatalog zu Fieber und grippalen Infekten

Bevor Sie die Mittelwahl in Angriff nehmen, empfiehlt es sich, folgende Fragen zu beantworten:

▶ Wie ist mein körperliches und seelisches Allgemeinbefinden?
▶ Welche anderen Symptome fallen mir noch auf?
▶ Welche äußeren Einflüsse und Modalitäten bessern oder verschlechtern mein Befinden?
▶ Welche Menschen aus meiner näheren Umgebung hatten ähnliche Beschwerden?
▶ Welche krank machenden Einflüsse und Belastungen lagen vor?
▶ Was ist in den letzten Stunden oder Tagen vorgefallen?

Was kommt Ihren Beschwerden am nächsten?

Nun sehen Sie bitte in den beiden folgenden Tabellen »Das richtige Mittel bei Fieber und grippalem Infekt« und »Übersicht zu Gelüsten bei grippalen Infekten« nach, welche Mittel für Sie infrage kommen. Damit Sie sich leichter für ein Mittel entscheiden können, lesen Sie bitte auch die jeweiligen Beschreibungen zu den Fiebermitteln nach. (In den folgenden Tabellen finden Sie einige Mittel mit ihren Fiebermerkmalen, die erst in anderen Kapiteln wie Husten oder Ohrenschmerzen beschrieben werden.)

Die Kombination von homöopathischen Mitteln mit chemischen Fieberzäpfchen ist unzweckmäßig. Sie wissen dann nicht, welches Mittel gewirkt hat und wie Sie mit der homöopathischen Behandlung fortfahren sollen.

So verfahren Sie mit Fiebertabellen

▶ Wählen Sie aus den Tabellen dasjenige Mittel aus, das Ihren Beschwerden am ähnlichsten ist und verwenden es bitte in der angegebenen Dosierung.
▶ Je akuter die Erkrankung verläuft, desto schneller können Sie eine Besserung durch das geeignete Mittel an sich feststellen.
▶ Verspüren Sie nach drei bis vier Mittelgaben keine Besserung, dann wählen Sie bitte das nächstähnliche Mittel, oder wenden Sie sich an einen erfahrenen Homöopathen.

Fieber, grippaler Infekt

Das richtige Mittel bei Fieber und grippalen Infekten

	Aconitum	Apis	Arsenicum album	Barium carbonicum	Belladonna	Bryonia	Calcium carbonicum	Chamomilla	China	Dulcamara	Echinacea angustifolia	Eupatorium perfoliatum	Ferrum phosphoricum	Gelsemium	Hepar sulfuris	Ignatia	Ipecacuanha	Kalium bichromicum	Lachesis	Lycopodium	Mercurius solubilis	Natrium muriaticum	Nux vomica	Phosphorus	Phytolacca	Pulsatilla	Rhus toxicodendron	Sepia	Silicea	Sulfur	Thuja	Vincetoxicum
Zur Abwehrsteigerung bei Ansteckungsgefahr											●																					●
Bauchschmerzen während Fieberhitze			●					●							●								●				●			●		
Depressive Stimmung während Fieberhitze	●	●	●		●	●		●					●		●					●		●		●		●		●		●	●	
Durstlos während Fieberhitze		●	●	●	●		●	●	●					●	●	●	●			●			●			●	●	●	●	●	●	
Erbrechen während Fieberhitze			●		●			●	●				●			●	●						●	●	●	●					●	●
Fieber nach Ärger	●							●															●	●			●					
Fieber durch Anstrengung	●							●															●				●					
Fieber, Bewegung lässt frösteln		●																									●					
Fieber mit Frost	●		●		●	●		●					●			●	●			●			●				●	●		●	●	
Fieber ohne Frost	●	●	●		●	●	●	●						●	●			●	●								●	●		●	●	
Fieber ohne Hitze															●															●		●
Fieber während der Menstruation	●				●	●	●									●			●											●		
Fieber ohne Schweiß	●	●	●		●	●	●	●	●					●		●	●	●	●			●	●			●		●		●	●	
Fieber in der Sonnenhitze					●																							●	●			
Fieber mit dem Verlangen sich abzudecken	●	●	●		●	●	●	●	●							●	●			●	●					●	●			●	●	
Fieber mit dem Verlangen sich zuzudecken	●	●			●			●						●	●								●				●	●	●			
Gesicht, Blässe bei Fieberhitze			●														●											●	●			
Gesicht, einseitige Röte	●			●	●			●	●							●	●							●				●	●			

Symptome bei Fieber

Das richtige Mittel bei Fieber und grippalen Infekten	Aconitum	Apis	Arsenicum album	Barium carbonicum	Belladonna	Bryonia	Calcium carbonicum	Chamomilla	China	Dulcamara	Echinacea angustifolia	Eupatorium perfoliatum	Ferrum phosphoricum	Gelsemium	Hepar sulfuris	Ignatia	Ipecacuanha	Kalium bichromicum	Lachesis	Lycopodium	Mercurius solubilis	Natrium muriaticum	Nux vomica	Phosphorus	Phytolacca	Pulsatilla	Rhus toxicodendron	Sepia	Silicea	Sulfur	Thuja	Vincetoxicum
Gesicht, Röte bei Fieberhitze					●		●		●			●	●				●			●	●	●	●	●			●	●	●	●		
Gliederschmerzen während Fieberhitze			●		●	●	●		●				●								●	●	●				●	●	●			
Kopfschmerz während Fieberhitze	●	●	●		●	●	●		●				●			●	●				●	●	●	●			●	●	●	●	●	●
Nasenbluten bei Fieberhitze													●																			
Ohnmacht während Fieberhitze	●				●																●	●	●					●				
Reizbar bei Fieberhitze	●		●		●			●								●					●	●	●									
Ruhelos bei Fieberhitze	●		●	●	●	●	●	●					●	●					●								●	●	●	●		
Schläfrig während Fieberhitze		●			●		●							●	●	●			●				●	●								●
Schlaflos während Fieberhitze			●	●	●	●	●	●	●							●					●	●	●				●	●	●			●
Schwäche während Fieber	●		●		●	●										●					●						●	●		●		
Schwäche, zittrig bei Fieber		●	●													●	●				●											
Schwitzen bessert die Symptome bei Fieberhitze	●	●	●		●	●		●					●		●	●					●		●				●					●
Schwitzen verschlechtert die Symptome bei Fieberhitze	●		●				●	●	●				●			●	●				●	●					●	●	●		●	
Schwindel während Fieberhitze	●				●	●			●							●					●		●				●					
Stöhnen während Fieberhitze	●				●				●							●	●															●
Übelkeit bei Fieber			●		●		●						●			●					●		●	●						●		●
Weinen bei Fieberhitze	●	●			●	●	●	●								●	●				●					●					●	

15

Fieber, grippaler Infekt

Übersicht zu Gelüsten bei grippalen Infekten

	Aconitum	Apis	Arsenicum album	Barium carbonicum	Belladonna	Bryonia	Calcium carbonicum	Chamomilla	China	Dulcamara	Echinacea angustifolia	Eupatorium perfoliatum	Ferrum phosphoricum	Gelsemium	Hepar sulfuris	Ignatia	Ipecacuanha	Kalium bichromicum	Lachesis	Lycopodium	Mercurius solubilis	Natrium muriaticum	Nux vomica	Phosphorus	Phytolacca	Pulsatilla	Rhus toxicodendron	Sepia	Silicea	Sulfur	Thuja	Vincetoxicum
Äpfel																														●		
Bittere Speisen und Getränke																						●										
Dunkles Bier																		●														
Brot und Butter					●											●						●				●						
Delikatessen							●	●								●												●				
Weich gekochte Eier							●																			●						
Eiscreme							●						●											●		●				●		
Erfrischende Dinge			●				●	●							●									●		●						●
Essig		●	●												●							●								●		
Fisch																						●		●								
Fleisch						●	●															●	●	●						●		
Flüssige Nahrung						●	●															●	●							●		
Stark gewürzte Speisen			●					●						●								●	●			●				●		
Käse							●									●																
Kaffee			●			●		●	●										●				●							●		
Kakao																								●								
Kalte Getränke	●		●		●	●	●	●	●	●			●					●	●		●	●	●	●		●	●	●	●	●	●	●
Eiskalte Getränke																						●				●						
Kalte Speisen						●																●				●	●			●	●	
Rohe Kartoffeln							●																									
Limonade					●		●						●						●								●		●			
Mehl							●												●													
Heiße Milch							●																									

16

Übersicht zu Gelüsten bei grippalen Infekten

	Aconitum	Apis	Arsenicum album	Barium carbonicum	Belladonna	Bryonia	Calcium carbonicum	Chamomilla	China	Dulcamara	Echinacea angustifolia	Eupatorium perfoliatum	Ferrum phosphoricum	Gelsemium	Hepar sulfuris	Ignatia	Ipecacuanha	Kalium bichromicum	Lachesis	Lycopodium	Mercurius solubilis	Natrium muriaticum	Nux vomica	Phosphorus	Phytolacca	Pulsatilla	Rhus toxicodendron	Sepia	Silicea	Sulfur	Thuja	Vincetoxicum
Kalte Milch	●					●																		●			●					
Warme Milch					●	●																										
Obst			●					●							●	●			●				●	●		●						
Saures Obst			●				●	●							●								●								●	
Oliven							●													●										●		
Rohkost																														●		
Salziges							●	●													●	●	●					●	●	●		
Salziges und Süßigkeiten							●																●	●						●		
Sauerkraut								●															●									
Saures	●	●			●	●	●	●	●				●		●	●		●	●	●			●	●			●	●	●		●	●
Scharfes			●					●							●									●								
Schnupftabak				●																												
Senf			●												●																	
Süßigkeiten			●		●	●		●												●	●	●	●	●						●		
Tomaten																●																
Unverdauliches (Bleistift, Erde, Kalk, Kreide, Sand)				●	●	●																●	●						●			
Warme Getränke			●		●	●					●	●		●									●							●		
Warme Speisen			●			●																	●									
Warme Suppen			●			●																●	●									
Zitronen			●		●																●	●				●				●		
Zucker							●																●			●				●		
Rohe Zwiebeln																																●

Fieber, grippaler Infekt

Lust auf bestimmte Speisen und Getränke

Unsere Gelüste stellen eine Ausdrucksform unseres Wesens in seiner augenblicklichen Situation dar.

Die vorangehende »Übersicht zu Gelüsten bei grippalen Infekten« zeigt das für die verschiedenen homöopathischen Mittel typische Verlangen nach Speisen und Getränken während der Krankheit. Dieses ist besonders charakteristisch, wenn es erst während der fiebrigen Erkrankung auftritt. Vergleichen Sie, auf welche Mittel Ihre Gelüste hinweisen. Lesen Sie dann in der Mittelbeschreibung nach, ob die Arznei auf Ihre Beschwerden zutrifft.

Schwangere Frauen bekommen im Laufe ihrer Schwangerschaft plötzlich unbändige Lust auf bestimmte Speisen wie saure Gurken oder tafelweise Schokolade, sie können aber auch extreme Essensabneigung verspüren. Allgemein tun wir uns etwas schwer, auf unsere innere Stimme zu hören, was den Geschmack angeht. Wir essen gewohnheitsmäßig nach Plan oder Angebot und lassen unsere Gelüste weitgehend unbeachtet.

Bei Krankheit, besonders bei Fieber, hat man meistens überhaupt keinen Appetit. Es tut dem Körper dann auch wirklich gut, eine Zeit lang nichts oder nur wenig und leichte Kost zu sich zu nehmen.

Häufig hat der Patient während einer Erkältungskrankheit außergewöhnliche Gelüste. Auch sie geben (im Zusammenhang mit den auftretenden Symptomen) Hinweise auf die Art der Erkrankung und die Gabe des geeigneten Konstitutionsmittels.

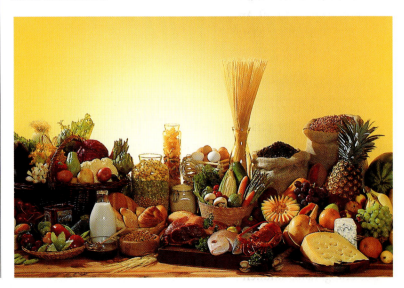

Mittelbeschreibungen

Aconitum

Es wird bei stürmischer Fieberentwicklung eingesetzt. Für Aconit ist die schnellste und heftigste Krankheitsentwicklung typisch.

Bis zum Einschlafen gibt es meist kein Anzeichen von Erkrankung. Kurz vor Mitternacht erwacht dann der Betroffene mit hohem Fieber und ängstlicher Unruhe. Er scheint seine Erkrankung kaum ertragen zu können. Er schläft nur kurzzeitig, weil er sich immer wieder hin- und herwälzt, die Unruhe kann sich bis zur Todesangst steigern.

Zu Beginn des Fieberanstiegs kommen Frostschauer vor, dann wird die Haut trocken und heiß. Der Puls schlägt schnell, voll und hart. Das Gesicht ist im Liegen rot, wird aber beim Aufsetzen schnell blass. Dabei treten oft Schwäche- und Schwindelgefühle auf.

▶ Dosierung: halbstündlich 3 Globuli C6

> Aconit ist ein Mittel im Frühjahr und im Herbst bei trockenem, kaltem Wetter und bitterkaltem Wind. Verschlechterungen treten durch trockene Kälte, kalte Winde, Abkühlung und allgemein nachts ein.
> Es kann kurzer, trockener Husten auftreten.

Belladonna

Fieber entwickelt sich plötzlich, aber weniger stürmisch als bei Aconit. Erste Anzeichen sind oft Appetitlosigkeit, mittags mit Müdigkeit verbunden. Nachmittags steigt dann die Temperatur an, besonders während des Schlafs, mit den charakteristischen Belladonnasymptomen: hochrotes, glänzendes Gesicht mit weiten Pupillen; schwitzender, dampfender Körper; Frieren beim Aufdecken oder Aufstehen; der Kranke will trotz der Hitze zugedeckt bleiben; Schläfrigkeit, Alpträume oder auch im Schlaf phantasierend; Hals- und Schläfenschlagadern pulsieren sichtbar; häufig starker Durst auf kaltes Wasser; Schleimhäute glühend rot, später dunkelrot und gefleckt; Puls klopfend, hart, voll und schnell; oft hämmernde Kopfschmerzen; ein trockener Reiz im Kehlkopf führt oftmals zu bellendem Husten.

Verschlechterung erfolgt durch Berührung, Erschütterung, Licht, Geräusche, Zugluft, Abkühlung, nassen Kopf und gegen 15 Uhr. Besserung erzielt man durch Ruhe und Liegen.

▶ Dosierung: halbstündlich 3 Globuli C6, bei Besserung seltener

> Belladonna kann eines der möglichen Mittel bei Fieberkrämpfen sein. In diesem Fall sollten Sie sich jedoch immer an Ihren Arzt oder einen erfahrenen Homöopathen wenden.

Fieber, grippaler Infekt

Bryonia

Obwohl durch Abkühlung ausgelöst, verträgt der Kranke bei Bryonia weder warme Anwendungen noch heißes Wetter. Er ist sehr gereizt, durch Bewegung, Anstrengung, Wärme und Berührung geht es ihm schlechter. Schwerverdauliches verschlimmert seinen Zustand, Bier wirkt für ihn jetzt wie pures Gift.

Der grippale Infekt tritt meist bei milder Witterung im Frühjahr und im Herbst oder im Sommer in zu kühl klimatisierten Räumen als Verkühlen nach vorhergegangener Erhitzung oder als Folge unterdrückter Schweißbildung auf. Oft befindet sich der Betroffene vorher in einem Zustand von Groll und Zorn über Einmischungen in sein Leben von außen oder nach Widerspruch anderer.

Die Erkrankung entwickelt sich langsam und in folgenden Schritten:

▶ Am Morgen nach dem Verkühlen empfindet der Kranke ein Gefühl der Steifheit und des Unwohlseins.

▶ Im Laufe des Tages fühlt er sich besser, niest aber gelegentlich. Er verspürt ein Ruhebedürfnis mit dem Wunsch, sich hinzulegen. Im Gegensatz zu sonst hat er keine Lust zu arbeiten, doch er zwingt sich.

▶ Ab dem zweiten Tag rebelliert sein Körper gegen jede körperliche und geistige Anstrengung mit heftigen, meist stechenden Glieder- und Kopfschmerzen.

▶ Der normalerweise gute Appetit nimmt ab, hingegen nimmt der Durst zu, die Schleimhäute werden immer trockener. Der Stuhl wird immer härter und kann wie verbrannt aussehen. Der Kranke leert gläserweise kalte Getränke. Warmes mag er nur, wenn er friert.

▶ Dosierung: alle 2 Stunden 3 Globuli C6

Chamomilla

Bei Erwachsenen kommt Chamomilla dann infrage, wenn eine fiebrige Erkrankung mit entsprechender Übellaunigkeit nach einem größeren Ärger auftritt.

Dieses Mittel ist besonders häufig in den ersten Lebensmonaten von Säuglingen angezeigt, meist in Verbindung mit dem Zahnen.

Auffallend ist die reizbare, nervenaufreibende Gemütsverfassung des Kindes, sein heftiges, schrilles Schreien. Das Kind möchte etwas, wirft es aber gleich wieder weg und schreit weiter; es lässt sich kaum ablenken. Nur durch Herumtragen beruhigt es sich und schläft; nach dem Hinlegen erwacht es meist wieder schreiend. Oft zeigt sich eine einseitige Rötung von Wange oder Gesicht. Manchmal bekommt es auch Durchfall, der wie gehackter Spinat aussieht.

▶ Dosierung: stündlich 3 Globuli C6, bei Besserung seltener

Echinacea angustifolia

Der Patient verspürt überall Schmerzen und fühlt sich derart matt und erschöpft, als ob er bereits längere Zeit erkrankt wäre. Er fragt schon zu Krankheitsbeginn, wann er denn endlich wieder gesund sein werde. Der Puls ist schnell und voll. Wenn der Patient etwas isst, gärt es im Magen und der Bauch bläht sich auf. Er muss öfter aufstoßen; typisch ist Durst auf kaltes Wasser. Mit dem Frösteln ist ihm auch übel.
▶ Dosierung: 3-mal täglich 5 Globuli C3

Eupatorium perfoliatum

Dies ist das richtige Mittel, wenn das Bild der klassischen Virusgrippe auftritt: Der ganze Körper tut weh, der Rücken schmerzt wie zerschlagen, Knochen und Gelenke wie verrenkt oder gebrochen; die Kopfschmerzen sind klopfend, der Kopf scheint zu bersten; der Husten ist so schmerzhaft, dass man die Brust festhalten muss; auch die Augäpfel schmerzen. Der Patient wagt sich wegen der Kopf- und Gliederschmerzen nicht zu bewegen (wie bei Bryonia).
Es ist ein eher untypischer Fieberverlauf:
▶ Das Fieber erreicht morgens zwischen sieben und neun Uhr seinen Höhepunkt, davor und in der Nacht tritt starker Schüttelfrost auf.
▶ Vor dem Schüttelfrost besteht großer Durst auf eiskalte Getränke, danach muss der Kranke oft erbrechen.
▶ Im Laufe des Tages ist dem Patienten heiß bei geringer Schweißbildung, er hat ein heißes, rotes Gesicht.
▶ Das Allgemeinbefinden bessert sich nach den Schweißausbrüchen.
▶ Dosierung: alle 2 bis 3 Stunden 3 Globuli C6

> Gelber Zungenbelag, Galleerbrechen und ein Druckgefühl unter dem rechten Rippenbogen sind typisch für Eupatorium. Die Beschwerden treten periodisch auf, etwa alle vier Tage, alle paar Wochen, jedes Jahr um dieselbe Zeit.

Ferrum phosphoricum

Es besteht ein langsamer Fieberverlauf, der Auslöser liegt meist länger als 24 Stunden zurück. Das Fieber tritt meist ohne Katarrh und ohne Frösteln auf. Leichte Erschöpfbarkeit ist zu bemerken, dennoch hat der Kranke ein Bewegungsbedürfnis und geht gerne im Kreis umher.

Fieber, grippaler Infekt

> Modalitäten bei Ferrum phosphoricum: Durch Berührung, Lärm und von 16 bis 18 Uhr verschlechtert sich das Befinden. Besserung erzielt man durch kalte Umschläge.

Zuweilen tritt trockener, krampfiger Husten auf mit Kitzelreiz im Hals und wenig Auswurf. Der Kreislauf ist labil: Selbst im Liegen wechselt die Gesichtsfarbe von rot nach blass. Der Puls ist schnell, klein, weich und leicht unterdrückbar. Bei Mittelohrentzündung sind Ohrmuschel und Wange der erkrankten Seite stärker gerötet. Nach dem Schlaf erwacht der Kranke mit großer Hitze und rotem Gesicht. Er hat Durst auf kalte Getränke, kalte Luft ist jedoch unangenehm. Typisch ist das Bedürfnis, an einer Zitrone zu lecken.

▶ Dosierung: alle 1 bis 2 Stunden 3 Globuli C12

Gelsemium

Gelsemium dient als Mittel bei grippalen Infekten oder auch echten Virusgrippen bei mildem Winterwetter mit Frösteln, zittriger Schwäche und Benommenheit.

Ein bis drei Tage nach der Erkältung oder Ansteckung entwickelt sich der Infekt mit zunehmenden Beschwerden: zu Beginn Kälteschauer am Rücken; Zähneklappern und Zittern, welches so stark sein kann, dass der Kranke festgehalten werden will; der Puls ist mäßig beschleunigt und weich; das Gesicht färbt sich dunkelrot und ist geschwollen; unangenehme Gliederschmerzen, vor allem entlang der Wirbelsäule; berstende Kopfschmerzen mit Benommenheitsgefühl, die vom Nacken aus über den Kopf zu Stirn und Augen aufsteigen; der Kranke will sich zurückziehen und in Ruhe gelassen werden; er hat ein Schweregefühl des Kopfes (dumpf, müde und voll) und der Glieder sowie schwere Augenlider.

> Modalitäten: Das Befinden verschlechtert sich durch geistige und körperliche Anstrengung, Wetterwechsel, schlechte Nachrichten, seelische Erregung. Besserung tritt ein durch Ruhe, Schwitzen, Stimulanzien, nach reichlich Wasserlassen. Der Kranke ist sehr reizbar. Es kann sich eine typische Lichtsucht zeigen: Alle Lichtquellen werden angeschaltet.

In der Folge treten häufig entweder ein wässriger, scharfer Fließschnupfen mit Reizung des Rachens und Schluckbeschwerden oder eine Bronchitis mit geringem Auswurf auf.

Mit dem Fieber treten Frösteln oder Schüttelfrost im Rücken und das charakteristische Zittern auf. Dem Kranken wird fürchterlich übel, wenn er friert. Im Liegen lässt die Übelkeit nach. Alle Ausscheidungen riechen unangenehm, der Kranke verspürt keinen Durst.

▶ Dosierung: alle 2 bis 3 Stunden 3 Globuli C6, bei Besserung in größeren Abständen

Nux vomica

Es wird bevorzugt, wenn bei trockenem, kaltem Wetter über längere Zeit beruflicher oder familiärer Stress bestehen. Zugluft oder Kälte (auch nur eines Körperteils) führen schnell zu Erkältungen oder fiebrigen Infekten. Ein offenes Fenster oder Aufenthalt an der frischen Luft, Trinken oder geringste Bewegungen lassen den Patienten sogleich frösteln, er bekommt heftige Niesanfälle. Auch im Bett oder mit Wärmflasche friert er meist noch. Er würde sich am liebsten auf einen Ofen setzen. Es dauert lange, bis ihm wieder innerlich warm wird. Er benötigt umso mehr äußere Wärmezufuhr, je höher das Fieber steigt. Gliederschmerzen sowie Kopf- und Magenschmerzen kommen oft hinzu. Kaffee und Zigaretten, denen er sonst meist sehr zugetan ist, schmecken nun vorübergehend nicht mehr.

Der Kranke leidet unter Schlafmangel, ab drei Uhr ist die Nacht oft zu Ende. Tagsüber ist er überempfindlich und gereizt. Verschlechterung ist morgens zu beobachten, durch geistige Anstrengung, Berührung und Kälte. Besserung tritt ein bei Wärme, warmen Getränken und Ruhe.

▶ Dosierung: alle 2 Stunden 3 Globuli C6 bis Besserung eintritt, dann immer seltener

> Der Nux-vomica-Typ glaubt eigentlich, topfit zu sein – bis ihn die Erkrankung plötzlich übermannt. Besonders gegen Zugluft ist er sehr empfindlich. Nux vomica dient allgemein als krampflösendes Mittel, insbesondere für Magen und Kopf.

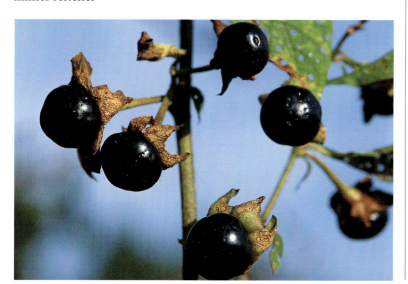

Die Urtinktur Belladonna wird aus den Blättern und dem Wurzelstock der Tollkirsche (siehe hintere Umschlaginnenseite) hergestellt. Der Wirkstoff der Atropa belladonna ist hochgiftig und darf nur in sehr starker und kontrollierter Verdünnung verabreicht werden.

■ Fieber, grippaler Infekt

Pulsatilla

In Frühjahr und Herbst treten diese fiebrigen Erkrankungen besonders häufig auf, bei größeren Tagestemperaturschwankungen, wenn die Tage im Verhältnis zu den Nächten besonders warm sind.

Obwohl der Patient vor allem im Kreuzbereich sehr friert, lehnt er warme, stickige Luft und warme Räume ab. Er möchte sich, üppig zugedeckt, in einem kühlen, gut gelüfteten Raum aufhalten.

Die Haut ist glühend heiß. Das Gesicht bleibt auch in der Fieberhitze häufig blass, der Gesichtsausdruck sanft. Nachts steigt das Fieber bei trockener Hitze meist an. Das Allgemeinbefinden ist abends besonders schlecht. Der Kranke will weder essen noch trinken. Wenn es ihm nach einigen Tagen noch immer heiß ist und er nicht friert, bekommt er Durst auf kleine Mengen sehr kalter Getränke.

Bei Hitze, in warmer, stickiger Luft und nach Genuss von Schweinefleisch tritt im Allgemeinen eine Verschlechterung auf. Besserung erzielt man durch frische Luft, Bewegung und kalte Anwendungen.

▶ Dosierung: alle 3 Stunden 3 Globuli C6

> Wem bei Erkältung Pulsatilla hilft, der fühlt sich während der Krankheit sehr liebe- und anlehnungsbedürftig, er sucht (Körper-)Kontakt. Bereits bei kleinen Kümmernissen steigen ihm Tränen in die Augen.

Rhus toxicodendron

Es empfiehlt sich meist bei fiebrigen Infekten nach nasskalten Tagen, feuchtem Wetter oder Nasswerden sowie im Herbst.

Der Kranke verspürt eine zunehmende Mattigkeit, Steifigkeit und Schmerzen. Er fühlt sich zwar besser, wenn er sich längere Zeit bewegt; doch nasskaltes Wetter mag er überhaupt nicht und er geht nicht vor die Tür. Wenn er sitzt oder sich hinlegt, überkommt ihn bald eine große Unruhe, weil dann die Muskulatur immer steifer und schmerzhafter wird. Er hält es nicht lange in einer Position aus, weil er keine bequeme Haltung oder Stellung finden kann. Nur Wärme (warme Anwendungen wie heiße Bäder, Wärmflasche, feuchtwarme Umschläge) oder längere Bewegung bessern seinen Zustand. Verschlechterung tritt ein durch Kälte, feuchtkalte Witterung, Auskühlen, Durchnässung, Überanstrengung, in der Ruhe und zu Beginn der Bewegung.

▶ Dosierung: alle 3 Stunden 3 Globuli C6

> Vincetoxicum nimmt man bei allen virusbedingten Erkrankungen zur Abwehrsteigerung.
> ▶ Dosierung: 3-mal täglich 5 Globuli C4. Sie können die Heilwirkung von Vincetoxicum durch eine Kombination mit Sulfur C6 steigern: je 3-mal täglich 5 Globuli.

Mittel bei schwerer Genesung

Dosierung der folgenden Mittel bei schlechter Erholung nach einer Grippe: 3 Tage lang 1-mal täglich 5 Globuli in der Potenz C12.

▶ **Arsenicum album**
Sie spüren eine ängstliche Unruhe, frieren leicht und fühlen sich schnell erschöpft. Sie reagieren überempfindlich und werden pingeliger. Ein inneres Brennen wird durch Wärme oder Hitze erleichtert. Auch die Empfindung, dass Eiswasser oder kochendes Wasser durch die Adern fließe, ist typisch. Sie haben viel Durst auf kleine Mengen kalter Getränke.

▶ **China**
Nach dem grippalen Infekt bleibt eine starke Schwäche mit Frostschauern, Blässe und Blutarmut zurück. Jeden zweiten Tag fühlen Sie sich schlechter. Bewegung, Berührungen und kalte Luft mögen Sie nicht. Eine unangenehme Müdigkeit der Gliedmaßen bringt Sie immer wieder dazu, sich zu strecken oder sich zu bewegen.

▶ **Gelsemium**
Sie fühlen sich Wochen oder Monate nach einer Grippe noch unwohl. Ihre Körpertemperatur schwankt zwischen 37 und 38 °C. Mal ist Ihnen schnell heiß, dann fröstelt es Sie wieder. Sie fühlen sich schwach, Augenlider und Glieder sind phasenweise schwer.

▶ **Kalium phosphoricum**
Nach dem Infekt leiden Sie unter nervöser Unruhe, allgemeiner Schwäche und depressiver Stimmung. Sie spüren einen Widerwillen gegen körperliche und geistige Arbeiten, weil diese Sie so sehr erschöpfen.

▶ **Sulfur**
Sie fühlten sich bereits vollständig genesen, haben sich jedoch irgendwie überfordert und einen Rückfall bekommen. Sie empfinden einen unangenehmen Druck, Brennen oder Stiche in der Brust. Sie haben häufige Hitzewallungen mit kalten Füßen, nachts brennen die Fußsohlen. Sie sind sehr empfindlich gegenüber frischer Luft, Zugluft oder Waschen und erkälten sich dadurch leicht erneut.
Tagsüber sind Sie schläfrig, nachts unruhig mit Angstträumen. Sie haben einen guten Appetit, besonders gegen elf Uhr vormittags.

Nicht immer erholt sich der Patient nach einer Grippe so gut, wie das im Stadium des Abklingens zu erwarten wäre. Aber auch bei einer langwierigen bzw. schweren Genesung bietet die Homöopathie das richtige Mittel, abgestimmt auf den spezifischen Genesungsverlauf.

Halsschmerzen, Angina

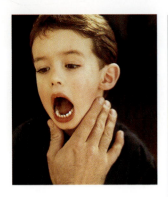

Sichtbare Veränderungen der Zunge sowie des Hals- und Rachenraumes sollten u.a. bei der Wahl des Mittels berücksichtigt werden.

Halsschmerzen innerlich und äußerlich bekämpfen

Auch bei Halsschmerzen und Anginen gibt es eine Reihe homöopathischer Medikamente, die Sie je nach Beschwerdebild für sich auswählen können. Bei einer Angina sind die Mandeln meist vereitert und sollten sicherheitshalber immer von einem Arzt untersucht werden.

Zur äußerlichen Anwendung bei Halsschmerzen kommen in der Naturheilkunde Gurgellösungen aus Salbeitee oder Kochsalz hinzu. Ein kneippscher Halswickel, kalt oder warm, kann zusätzlich gute Dienste leisten. Falls Sie Lutschtabletten verwenden wollen, sind Emser- oder Isländisch-Moos-Pastillen empfehlenswert. Sie erhalten Sie in jeder Apotheke.

Von Lutschtabletten mit Desinfektionsmitteln oder Antibiotika ist abzuraten, denn sie entfalten ihre Hauptwirkung im Darm. Dies führt zu einer Veränderung der Darmflora, was eine Vielzahl anderer Erkrankungen und eine allgemeine Abwehrschwäche nach sich ziehen kann.

Entzündungen mit krankhaften Absonderungen und Schmerzen im Hals-Nasen-Ohren-Bereich machen nicht nur Säuglingen und Kleinkindern schwer zu schaffen. Bei Erwachsenen setzen sie sich gerne chronisch fest.

Feuchte Halswickel lindern Schmerzen

Falls Sie das passende homöopathische Mittel nicht finden, oder auch zur Unterstützung der Behandlung, können Sie den kneippschen Halswickel verwenden. Je nachdem welche Temperatur sich am Hals angenehmer anfühlt, befeuchten Sie ein Baumwoll- oder Leinentuch mit eiskaltem, kaltem oder lauwarmem Wasser und legen es um den Hals. Hierum wickeln Sie ein Baumwolltuch und als dritte Lage einen Wollschal.

Durch Aufstreuen von reichlich Kochsalz oder fingerdickes Auftragen von Magerquark auf die erste, innere Lage können Sie die Wirkung verstärken.

Gefährlicher Krankheitszustand

Angina nicht auf die leichte Schulter nehmen

Bei Anginen mit eitrigen Mandeln werden sehr schnell Antibiotika verordnet, um rheumatische Folgeerkrankungen zu verhindern. Tatsächlich sollte man eine Mandelentzündung sehr ernst nehmen, da die Mandeln vereitern könnten. Die Gefahr ist dabei eine so genannte Entzündungsstreuung, das bedeutet, dass bei nicht ausreichender oder falscher Behandlung schwer wiegende Folgeerkrankungen auftreten können. Das sind neben Erkrankungen des rheumatischen Formenkreises auch Herzmuskel- oder Nierenentzündungen. Auch hier bietet die Homöopathie eine schnell wirkende und – was wichtig ist – nebenwirkungsfreie Alternative.

Eitrige Mandeln stellen eine Grenze der Selbstbehandlung dar. Bei schlechtem Allgemeinbefinden, oder wenn die homöopathische Selbstbehandlung innerhalb von 24 Stunden keine deutliche Besserung zeigt, sollten Sie sich an einen Homöopathen oder Ihren Hausarzt wenden.

Ernst zu nehmende Anzeichen

Treten bei einer Angina eines oder mehrere der folgenden Symptome auf, so müssen Sie sich umgehend an Ihren Hausarzt oder an einen erfahrenen Homöopathen wenden.

▶ Das Fieber sinkt plötzlich ab und steigt, verbunden mit Schüttelfrost, wieder rasch an.

▶ Die Schleimhäute im Rachenraum werden schmierig und rötlichblau.

▶ In der Mundhöhle bilden sich Geschwüre.

▶ Die Zunge wird braun und trocken oder hochrot, wie lackiert.

▶ Unruhe und Erregung schlagen um in Schwäche, geistige Abwesenheit oder Delirium.

▶ Das Gesicht wird blassblau, kühl und aufgedunsen.

▶ Die Atmung wird immer kürzer und schneller.

▶ Der Puls wird schnell und klein oder klein und langsam.

▶ Die Pulsfrequenz nimmt nicht gleichmäßig mit der Fieberhöhe zu.

> Es gibt Grenzen der Selbstdiagnose und Krankheitserscheinungen, die unbedingt von einem erfahrenen Arzt untersucht werden müssen. Wenn man sich äußerst unwohl fühlt und nach einem Tag der Selbstbehandlung keine Besserung eintritt, sollte der Arzt aufgesucht werden.

Halsschmerzen, Angina

Das richtige Mittel bei Halsschmerzen

HS = Halsschmerzen

HS = Halsschmerzen	Aconitum	Aesculus	Apis	Arsenicum album	Baptista	Barium carbonicum	Barium muriaticum	Belladonna	Bryonia	Cantharis	Capsicum	Hepar sulfuris	Ignatia	Kalium bichromicum	Kalium carbonicum	Lac caninum	Lachesis	Lycopodium	Mercurius corrosivus	Mercurius jodatus flavus	Mercurius jodatus ruber	Mercurius solubilis	Natrium muriaticum	Nitricum acidum	Nux vomica	Phosphorus	Phytolacca	Pulsatilla	Pyrogenium	Rhus toxicodendron	Sepia	Silicea
Eiterung der Rachenmandeln	●	●				●	●	●		●		●	●	●		●	●	●	●	●	●	●					●				●	●
Rechts						●													●													
Links																		●													●	
Entzündung der Rachenmandeln bei kalten Wetter												●																				
HS rechts							●												●	●							●					
HS erst rechts, dann links																																
HS links																		●			●										●	
HS erst links, dann rechts																		●			●											
HS, abwechselnde Seiten																●																
HS morgens														●		●														●		
HS nachts									●													●					●					
HS bei Berührung			●					●	●			●				●	●							●			●					
HS beim Drehen des Kopfes								●	●		●						●															
Essen bessert HS	●		●														●															
HS bei feuchtem Wetter												●																	●			
HS beim Husten	●								●	●			●				●	●							●	●					●	●
HS durch kalte Getränke				●						●							●			●												
Kalte Getränke bessern HS				●												●	●	●		●							●					
HS durch warme Getränke				●						●							●	●		●							●					
Warme Getränke bessern HS				●								●		●				●							●					●		
HS beim Schlucken von Flüssigkeiten								●				●						●	●	●												
HS beim Schlucken von Speisen						●			●			●				●	●								●	●	●				●	●
HS nach dem Schlucken schlimmer									●																●	●				●		
HS nach dem Schlucken besser				●				●			●		●	●			●	●				●				●						
HS nach Unterkühlung				●								●		●				●				●		●	●	●						●

Das richtige Mittel bei Halsschmerzen

HS = Halsschmerzen	Aconitum	Aesculus	Apis	Arsenicum album	Baptista	Barium carbonicum	Barium muriaticum	Belladonna	Bryonia	Cantharis	Capsicum	Hepar sulfuris	Ignatia	Kalium bichromicum	Kalium carbonicum	Lac caninum	Lachesis	Lycopodium	Mercurius corrosivus	Mercurius jodatus flavus	Mercurius jodatus ruber	Mercurius solubilis	Natrium muriaticum	Nitricum acidum	Nux vomica	Phosphorus	Phytolacca	Pulsatilla	Pyrogenium	Rhus toxicodendron	Sepia	Silicea
Wärme verschlimmert HS																	●					●					●					
Wärme bessert HS				●								●																		●		
HS, die beim Schlucken zu den Ohren ausstrahlen														●	●	●	●	●				●			●		●					
Brennende HS	●	●	●	●	●				●	●	●			●	●	●	●														●	●
Brennende HS, die sich durch warme Getränke bessern				●								●																				
Drückende HS	●				●			●	●	●	●			●	●	●	●				●	●		●	●	●						
HS wie von einem Splitter			●									●	●		●	●						●										●
Stechende HS	●	●	●					●	●	●	●	●		●	●	●	●					●		●	●					●	●	
HS wie wund	●	●	●					●				●				●						●			●		●					
Kloßgefühl beim Schlucken					●												●					●			●							●
Kratzen im Hals	●	●		●				●	●					●			●							●	●	●	●					
Rote Rachenmandeln	●		●		●			●						●			●										●					
Rotes Zäpfchen	●		●	●	●			●						●			●															
Raues Gefühl im Hals		●	●	●	●					●	●																●			●		
Kann nur Flüssigkeiten schlucken, Würgen bei fester Nahrung					●	●																										●
Schlucken von Flüssigkeiten schwieriger als von festen Speisen													●				●															
Speisen bleiben im Hals stecken								●					●		●	●								●							●	●
Trockenheit des Halses ohne Durst				●													●															
Erweiterte Venen auf den Mandeln						●	●										●															
Erweiterte Venen im Rachen	●												●				●															
Verlängertes Zäpfchen				●	●						●	●		●	●	●	●	●							●	●						●
Zahneindrücke am Zungenrand				●									●									●								●	●	

29

■ Halsschmerzen, Angina

Fragenkatalog zu Halsschmerzen

Zum schnelleren Auffinden der heilenden homöopathischen Arznei beantworten Sie sich bitte kurz die folgenden Fragen:
▶ In welchem Zusammenhang traten die Halsschmerzen erstmals auf (z.B. nach Ärger, eiskalten Getränken, Zugluft, Unterkühlung)?
▶ Wann treten die Schmerzen auf (z.B. nachts, vor, während oder nach dem Schlucken, Sprechen, Husten)?
▶ Wie sieht der Hals- und Rachenraum aus (z.B. Farbe, Schwellung, Geschwüre, Eiterbildung, Krampfadern)?
▶ Wie sieht die Zunge aus (z.B. Farbe, Oberfläche, Zahneindrücke)?
▶ Welcher Art sind die Schmerzen (z.B. stechend, brennend, ziehend)?
▶ Wo treten die Schmerzen auf (z.B. Orte, Seiten)?
▶ Was bessert oder verschlechtert die Schmerzen?
▶ Gibt es noch Beschwerden an anderen Orten (z.B. Ohren- oder Kopfschmerzen, Fieber, Husten)?
▶ Wie ist das Allgemeinbefinden?
▶ Haben sich Appetit und Durst verändert?
▶ Gibt es noch andere auffällige Merkmale (z.B. Mundgeruch, Geschmacksveränderungen, Gelüste)?

Nebenstehende Fragen führen Sie zunächst zur Beschreibung der Symptome. Sie helfen zusätzlich, bei den Mittelangaben nochmals zu entscheiden, ob das gewählte auch das am ehesten passende Mittel für Sie ist.

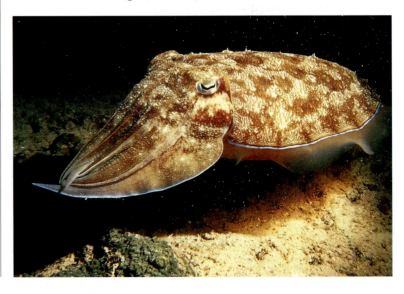

Sepia wird aus dem Tintenbeutel des Tintenfischs hergestellt. Sepia setzt man vor allem bei Frauenleiden, Fieber, Hals- und Ohrenschmerzen ein.

Mittelbeschreibungen

Dosierung und Häufigkeit

▶ Die nachfolgenden Mittel bei Halsschmerzen geben Sie bitte 3- oder 4-mal in der angegebenen Weise. Dann warten Sie einige Stunden ab.

▶ Verspüren Sie eine Besserung, genügen immer seltenere Mittelgaben, 3- bis 1-mal täglich.

▶ Stellen Sie keine Veränderung fest, greifen Sie bitte zum nächstähnlichen Mittel in der angegebenen Weise. Hilft auch dieses nicht, wenden Sie sich bitte an Ihren Hausarzt.

▶ Oft ist es empfehlenswert, die Behandlung mit einer Gabe von 3 Globuli des passenden Mittels in der Potenz C30 abzuschließen.

Aconitum

Bei Halsschmerzen, die sich sehr heftig nach Einwirkung von kaltem, trockenem Wind entwickeln, empfiehlt sich Aconitum. Der Kranke erwacht nachts mit einem heftigen Brennen im Hals. Sprechen und Schlucken verursachen brennende, prickelnde oder stechende Schmerzen. Der Rachen ist sehr rot und trocken.

Es besteht eine ängstliche Unruhe, großer Durst auf kaltes Wasser, meist hohes Fieber. Durch Abkühlung verschlechtert sich der Zustand.

▶ Dosierung: stündlich 3 Globuli C6

Aesculus

Chronische Halsschmerzen und Schnupfen mit dicken Venen an der Rachenhinterwand weisen auf Aesculus hin.

Der Hals fühlt sich heiß, rau und trocken an mit stechenden Schmerzen beim Schlucken, die zu den Ohren ziehen. Es kommt auch ein Brennen wie Feuer beim Schlucken am nachmittag vor. Der Rachen ist empfindlich gegen das Einatmen kalter Luft. Beim Räuspern wird ein fadenartiger Schleim mit süßlichem Geschmack hervorgebracht.

▶ Dosierung: alle 2 Stunden 5 Globuli C4

Typische Zeichen für Aesculus: Der Hals erscheint dunkel, blutüberfüllt mit einem Völlegefühl. Blutgefüllte Venen schlängeln sich an der Rachenhinterwand, meist auf der linken Seite. Der Schnupfen ist dünn und wässrig, die Nase brennt wie wund.

Halsschmerzen, Angina

Apis

Kennzeichnend sind stechende oder brennende Halsschmerzen, die durch Wärme, warme Getränke, warme Wickel oder Schals schlimmer werden. Der Kranke lehnt auch kalte Halswickel ab, weil ihm alles Beengende am Hals unangenehm ist. Der Hals ist überhaupt sehr berührungsempfindlich.

Die Schleimhäute sind, wie die Einstichstelle nach einem Bienenstich, blassrot mit teigigen Schwellungen an Gaumensegel und Rachenhinterwand. Das Zäpfchen erscheint wie ein prall gefülltes Säckchen.

Hitze und Frostschauer wechseln sich ab; Durst tritt nur während des Frostes auf. Zwischen 16 und 18 Uhr erreicht das Fieber seinen Höhepunkt. Verschlechterung der Beschwerden tritt durch Wärme in jeder Form (auch warme Getränke) ein, Besserung durch kalte Getränke.

▶ Dosierung: alle 2 Stunden 3 Globuli C6

> Bei dieser Angina kann sich die Entzündung auch auf die Harnwege ausdehnen. Deshalb achten Sie bitte unbedingt darauf, dass Füße und Beine immer gut warm gehalten werden. Im Zweifelsfall lassen Sie bitte Urinkontrollen durchführen.

Arum triphyllum

Arum triphyllum wird auch das Redner-, Sänger- oder Pfarrermittel genannt. Nach Überanstrengung der Stimme oder infolge einer Erkältung kommt es zu Heiserkeit mit dauerndem Räuspern. Die Stimme versagt; wenn Sie Ihre Stimme erheben wollen, kommt nur ein Krächzlaut. Nach ein bis zwei Tagen verspüren Sie dann stechende Halsschmerzen, die Halsregion fühlt sich wund an, kann auch bluten. Die Nase ist verstopft, die Nasenlöcher wund. Der reichlich gebildete Speichel ist ätzend scharf, Mundwinkel und Zunge sind wund und eingerissen.

Der Zustand verschlechtert sich beim Reden, Singen und Hinlegen.

▶ Dosierung: alle 2 Stunden 3 Globuli C6

> Dagegen hilft Arum triphyllum: An Zunge und Lippen, in Hals und Nase verspürt der Kranke ein Kitzeln und Prickeln. Trotz der Schmerzen zwickt und kratzt er an diesen Stellen herum, er zupft an den Lippen, bis sie bluten.

Arsenicum album

Die Angina wurde durch Unterkühlung hervorgerufen. Die brennenden Halsschmerzen bessern sich durch warme, gesüßte Getränke. Am besten wirkt meist mit Kandiszucker gesüßte, verdünnte Milch (halb

Milch, halb Wasser). Die Eiterstippchen fließen zu schmierig-dunklen Belägen zusammen. Es entstehen fauliger Mundgeruch und Zahneindrücke an den Zungenrändern. Wegen des trockenen Mundes trinkt der Kranke warmen Tee in kleinen Schlucken, obwohl er fast nichts schlucken kann.

Er ist sehr unruhig, besonders im Liegen wechselt er ständig die Lage. Er steht auf und geht herum, doch die große Schwäche zwingt ihn, sich wieder hinzulegen. Nachts stöhnt er, sein Körper ist kalt.

Verschlechterungen treten nachts auf (besonders zwischen ein und drei Uhr), durch kalte Getränke, Kälte in jeder Form. Besserung erfährt man durch warme Getränke und Wärme (Wickel, Wärmflasche).

▶ Dosierung: alle 2 Stunden 3 Globuli C12

Baptisia

Befund und Befinden des Kranken schlagen schnell in ein ernstes Beschwerdebild um: Die dunkelrote Farbe der Mundschleimhaut und der Gaumenmandeln gehen in stinkende Geschwüre mit Belägen über; besonders typisch ist, dass die anfangs starken Schmerzen beim Schlucken trotz des gravierenden Halsbefundes nachlassen oder ganz verschwinden; das hohe Fieber mit Unruhe und Erregung verwandelt sich rasch in starke Schwäche mit Gleichgültigkeit und Schläfrigkeit.

Die Zunge zittert beim Herausstrecken. Oft trägt sie einen Streifen in der Mitte, die Ränder sind rot. Das Zäpfchen ist dunkelrot. Der Kranke kann nur noch kalte Flüssigkeiten schlucken. Die Heilung nach Gabe der Globuli setzt sehr schnell ein.

Nebel, feuchte Wärme, Zimmerwärme verschlimmern den Zustand.

▶ Dosierung: stündlich 3 Globuli C6, bei Besserung seltener

Barium carbonicum

Es wirkt bei heftigen Halsschmerzen, die erst Tage nach dem Verkühlen langsam herauskommen. Die bald nach den brennenden Schmerzen einsetzende Eiterung findet meist nur auf der rechten Halsseite statt. Die Lymphknoten an Hals, Unterkiefer und im Nacken sind

---

Passt zu Arsenicum album: Der Patient ist sehr besorgt um seinen Zustand, befragt den Arzt sehr genau und liest in Gesundheitsratgebern nach. Aufgrund seiner Ängste möchte er jemanden in seiner Nähe wissen.

Halsschmerzen, Angina

dick geschwollen. Mitunter sind auf den Gaumenmandeln kleine Krampfadern deutlich sichtbar. Am schmerzhaftesten ist das Leerschlucken, auch das Essen ist sehr unangenehm. Bereits wenig Kälte oder Feuchtigkeit verursachen eine neue Entzündung im Halsbereich. Bei Kindern fallen meist die stark vergrößerten Mandeln sowie eine körperliche und geistige Entwicklungsverzögerung auf.

Allgemein ist bei dem Patienten nachts und bei Kälte eine Verschlechterung zu beobachten.

▶ Dosierung: alle 2 bis 3 Stunden 3 Globuli C12

Das Verlangen nach trockenem Brot trotz Schluckbeschwerden weist eher auf Barium muriaticum hin. Ansonsten sind die Symptome ähnlich denen bei Barium carbonicum.

Belladonna

Rachen und Mandeln sind leuchtend rot und geschwollen. Die Trockenheit und das Brennen zwingen den Kranken zum Schlucken. Er verlangt kalte Getränke in kleinen Schlucken, obwohl dies noch mehr Schmerzen verursacht. Die Schmerzen setzen rasch, heftig und plötzlich ein. Oftmals entzündet sich zuerst die rechte, dann die linke Mandel.

Ein weiteres typisches Merkmal kann das leichte Sich-Verschlucken beim Essen von flüssiger oder fester Nahrung sein. Wenn diese den Kehlkopf erreicht, kommt es zum Kehlkopfkrampf und die Flüssigkeit spritzt aus Mund und Nase.

Kopf und Körper sind oft schwitzig und heiß, Hände und Füße kalt. Obwohl der Patient vor Hitze glüht, will er zugedeckt bleiben.

Wird Belladonna nicht rechtzeitig gegeben, kommt es schnell zur Eiterung der Mandeln.

Verschlechterung tritt ein durch kalte Getränke, kalte Halswickel, beim Schlucken und Sprechen.

▶ Dosierung: stündlich 3 Globuli C6

Bryonia

Die Halsschmerzen treten meist nach Überhitzung mit nachfolgender Abkühlung durch Eis oder zu kalte Getränke auf. Der Mund ist trocken, anfangs besteht oft Durstlosigkeit. Der Kranke hat das Gefühl, dass ihm etwas Hartes im Hals stecke, das ihn beim Schlucken heftig schmerzt. Der trockene und raue Rachen macht das Sprechen ebenfalls schmerzhaft. Wenn Durst aufkommt, dann hin und wieder auf größere Mengen Wasser.

Der Patient möchte in Ruhe gelassen werden, Gesellschaft, Bewegung oder Sprechen tun ihm nicht gut. Wenn seine Umgebung das nicht respektiert und er sich darüber aufregt, verschlimmert dies seinen Zustand noch weiter. Ebenfalls zu Verschlechterungen führt das Berühren des Halses, jegliche Kopfbewegung oder Beugen des Kopfs.
▶ Dosierung: alle 2 Stunden 3 Globuli C6

Capsicum

Capsicum nehmen Sie bei heftig brennenden Halsschmerzen wie nach dem Genuss von Cayennepfeffer, mit dem Gefühl, als sei der Hals verschlossen. Der Hals ist blutrot, die Schleimhäute schlaff, das Zäpfchen verlängert. Sie haben einen aashaften Mundgeruch, Frostschauer nach jedem Getränk; Nase und Wangen sind rot und kalt.
Der Zustand verschlechtert sich, wenn Sie nicht schlucken.
▶ Dosierung: alle 2 bis 3 Stunden 3 Globuli C6

Bei Halsentzündungen mit heftigem Brennen, Wundheit und Blasenbildung sowie bei Verbrennungen nach zu heißem Essen nehmen Sie Cantharis. Bei jedem Versuch zu trinken kommt es zu einem krampfhaften Zusammenschnüren in Hals und Kehlkopf, mit dem Gefühl zu ersticken. Auch das Berühren des Kehlkopfes kann zu heftigen Krämpfen führen.
▶ Dosierung: alle 2 bis 3 Stunden 3 Globuli C6

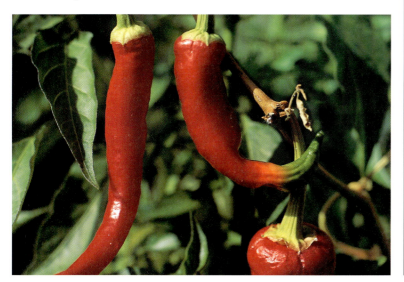

Capsicum annuum, der Gewürzpaprika, gehört zur Familie der Nachtschattengewächse. Capsicum wird vorwiegend zur Behandlung von Halsschmerzen sowie bei Heiserkeit und Stimmverlust angewendet.

Halsschmerzen, Angina

Hepar sulfuris

Bei Halsschmerzen nach kalter Luft, Zugluft, Unterkühlung oder eiskalten Getränken eignet sich Hepar sulfuris. Ohne Rötung des Rachenraums sind die Gaumenmandeln vereitert. Der Kranke leidet unter stechenden, splitterartigen Schmerzen wie von einer Nadel, besonders beim Schlucken. Beim Gähnen oder Kopfdrehen erstrecken sich diese bis zum Ohr und werden als ungewöhnlich stark empfunden.

Der Patient friert leicht, auch im Fieber, und ist sehr empfindlich gegen den geringsten Luftzug oder Abkühlung, auch kalte Halswickel oder kalte Getränke. Das Ausziehen trägt bereits zu einer weiteren Verschlechterung des Zustandes bei, der Patient deckt sich daher im Fieber trotz des starken Schwitzens nicht auf.

Besserung erfährt er durch warme Getränke, warme Schals und durch feuchtwarme Luft.

▶ Dosierung: alle 3 Stunden 3 Globuli C12

> Wer gegen seine Halsschmerzen Hepar sulfuris benötigt, ist meist schlechter Laune. Die Menschen in seiner Umgebung nerven und reizen ihn, ggf. ist der Behandler schuld an allem.

Ignatia

Die Halsschmerzen treten oft nach Ärger, schweren Enttäuschungen und Schreck mit Nervosität und Schlaflosigkeit auf. Ignatia ist das Hauptmittel bei Globus hystericus, einem ständigen Kloßgefühl im Hals. Es hilft auch bei Halsentzündungen mit kleinen, oberflächlichen Geschwüren und Eiterbildungen, wenn die Schmerzen beim Schlucken verschwinden, aber anschließend wieder zurückkehren.

Sie haben ein Engegefühl im Kehlkopf. Der Kitzelreiz im Kehlkopf wie von einer Feder wird desto schlimmer, je mehr Sie husten. Sie leiden unter Nervosität und Schlaflosigkeit. Verschlechterung des Zustandes tritt ein durch Zugluft, Nichtschlucken, Kritik, Kaffee und Tabakrauch. Besserung spüren Sie während des Essens und in angenehmer Gesellschaft. Für das gesamte Arzneimittelbild von Ignatia sind die paradoxen Symptome typisch. So werden die Halsschmerzen beim Trinken stärker, während sie beim Essen umso mehr nachlassen, je fester und härter die Nahrung ist.

▶ Dosierung: 2- bis 3-mal täglich 5 Globuli C6

Kalium bichromicum

Deutliches Symptom sind hier brennende Halsschmerzen, die in den Magen ausstrahlen. Die Mandeln sind glänzend rot geschwollen mit tiefen Geschwüren. Die Beläge sehen aus, als seien die Stellen mit feiner Asche besprenkelt.

Es treten dicke, gelbe Absonderungen aus Nase, Hals und Bronchien auf, die zäh, fadenziehend und klebrig wie Leim sind.

Biertrinken verschlechtert, warme Getränke verbessern den Zustand.

▶ Dosierung: 3-mal täglich 5 Globuli C6, bei Besserung seltener

Kalium carbonicum

Nehmen Sie dieses Mittel bei leichter Erkältung mit Heiserkeit und Stimmverlust nach jedem Kontakt mit kalter Luft. Sie müssen sich ständig räuspern oder das Kloßgefühl herunterschlucken. Sie haben stechende Halsschmerzen mit dem Gefühl einer Gräte im Hals beim Schlucken nach jedem Auskühlen. Das Zäpfchen ist verlängert; Sie spüren ein steifes Genick.

Es kann Fieber mit starker Schweissbildung und Frösteln auftreten.

▶ Dosierung: 3-mal täglich 5 Globuli C6

Lac caninum

Die Halsschmerzen weisen zwei spezifische Besonderheiten auf: Die Schmerzen wie auch die Beläge auf den Mandeln treten einseitig auf und wechseln mehrfach die Seite; ferner verschlimmern kalte Getränke die Beschwerden, bei warmen tritt aber keine Erleichterung ein. Der Hals fühlt sich wie zugeschwollen an, Schlucken ist fast unmöglich. Der Hals ist sehr empfindlich gegen äußere Berührung. Der Schmerz erstreckt sich gerne auf die Ohren, besonders beim Schlucken.

Auch für einen begleitenden Schnupfen ist typisch, dass immer nur eine Nasenseite betroffen ist. Mehrmals täglich oder auch im täglichen Wechsel ist das linke oder das rechte Nasenloch verstopft.

▶ Dosierung: alle 2 Stunden 3 Globuli C6

Modalitäten für Lac Caninum: Verschlechterung tritt ein durch kalte Getränke, bei Berühren des Halses, beim Leerschlucken, Schlucken von Speisen und längerem Nichtschlucken sowie vor der Menstruation.

■ Halsschmerzen, Angina

Lachesis

Rachen und Gaumenmandeln sind trocken, stark geschwollen und purpurfarben bis blaurot. Halsschmerzen treten mit Brennen oder Wundheit und starkem Zusammenschnürungsgefühl auf: Der Hals ist plötzlich wie »zu« oder auch, als ob man einen Kloß im Hals hätte, der ständig geschluckt werden muss. Der Hals ist äußerst empfindlich, der Kranke lässt sich nur sehr ungern den Rachen untersuchen. Die geringste Berührung von Hals und Kehlkopf, der Druck von Krägen oder Schals und auch Räuspern sind sehr unangenehm.

Die linke Halsseite ist meist schlimmer betroffen, oft ist nur die linke Mandel entzündet. Die Schmerzen können auch auf der linken Seite beginnen und nach rechts wandern. Die beim Leerschlucken auftretenden Schmerzen erstrecken sich ins (zumeist linke) Ohr. Meist kann man Festes besser schlucken als Flüssiges.

Typisch sind auch übersteigerte Angstgefühle, die Angst gegenüber allem Beengenden (am Hals, am Körper, in Beziehungen). Die Ängste treten beim Einschlafen auf, es gibt auch angstvolles Erwachen nachts mit starken Halsschmerzen und Atemnot und dem Bedürfnis nach kalter frischer Luft.

▶ Dosierung: stündlich 3 Globuli C6, bei Besserung seltener

> **Modalitäten:**
> Durch äußere Wärme und warme Getränke tritt eine Verschlechterung ein, ebenso wie beim Leerschlucken, nach dem Schlaf und morgens. Besserung erzielt man mit kalten Getränken oder Eis.

Lycopodium

Die Halsschmerzen werden meist durch Verkühlen – durch Nässe, längere Aufenthalte in kalter Luft oder durch Zug – ausgelöst und bestehen ebenso wie die Entzündung entweder nur auf der rechten Seite, oder sie beginnen rechts und wechseln dann auf die linke Seite. Die Vereiterung der rechten Gaumenmandel folgt bald.

Lycopodium ist das einzige Mittel, bei dem warme wie kalte Getränke die Halsschmerzen bessern können. Typisch ist auch, dass der Appetit beim Essen immer mehr zunimmt. Kommt es infolgedessen zu Magen- oder Bauchbeschwerden, besteht ein Bedürfnis nach warmen Getränken, die den Zustand erleichtern.

▶ Dosierung: alle 2 bis 3 Stunden 3 Globuli C6

Mercurius corrosivus

Sie spüren ein intensives Brennen im Hals. Hals und Zäpfchen sind dunkelrot entzündet, geschwollen, das Zäpfchen ist verlängert. Am meisten schmerzen das Trockenschlucken und das Trinken, vor allem kalter Flüssigkeiten.

Die Zunge ist gelblich weiß belegt, manchmal auch schmutzig aussehend. Das Herunterdrücken der Zunge mit einem Löffel oder Spatel zum Anschauen des Rachenraums verursacht größte Schmerzen.

▶ Dosierung: alle 2 Stunden 3 Globuli C6

Mercurius corrosivus zeigt in seinem Arzneimittelbild die heftigsten Schmerzen aller homöopathischen Quecksilberverbindungen (der Namensteil »mercurius« weist auf Quecksilber hin).

Mercurius jodatus flavus

Die brennenden Schmerzen beginnen rechts und gehen dann auf die linke Seite über, oder die rechte Seite schmerzt deutlich stärker.

Rachen und Gaumenmandeln wie auch Spitze und Ränder der Zunge sind rot. Die Zungenwurzel ist dick gelb belegt, die restliche Zunge schmutzig gelb. Zahneindrücke am Zungenrand sind sichtbar.

Wie bei allen Mercuriusverbindungen verschlimmern sich die Beschwerden beim Leerschlucken. Außerdem tun warme Getränke nicht gut, nur kalte können den Zustand verbessern.

▶ Dosierung: alle 3 bis 4 Stunden 3 Globuli C12

Bei Mercurius jodatus ruber ist im Gegensatz zu Mercurius jodatus flavus bevorzugt die linke Seite befallen, oder die Schmerzen beginnen links und wandern dann auf die rechte Seite. Nach dem Schlafen sind die Schmerzen besonders unangenehm.

Mercurius solubilis

Typisch sind hier geschwollene Gaumenmandeln mit dunkel- bis bläulich roter Verfärbung. Auf deren Oberfläche sind Eiterbatzen oder auch geschwürige Vertiefungen sichtbar.

Der unangenehm faulige Mundgeruch ist oft schon von weitem wahrnehmbar. Der Speichel fließt reichlich, dünnflüssig oder zäh, und muss ständig geschluckt werden. Es gibt einen süßen, metallischen Geschmack im Mund. Meist besteht großer Durst, obwohl der Mund feucht ist. Aber je mehr Eiter sich auf den Mandeln bildet, desto schmerzhafter wird das Trinken. Es brennt im Hals wie durch heiße Dämpfe verbrannt. Die Lymphknoten sind schmerzhaft verdickt.

Halsschmerzen, Angina

Der Patient muss sich ständig auf- und zudecken, weil sowohl die Bettwärme wie das Abkühlen sein Befinden verschlechtern. Das starke Schwitzen führt zu keiner Erleichterung.

Verschlechterungen treten nachts auf, durch Wärme, Bettwärme, warme Anwendungen, aber auch durch kalte Luft und Kaltwerden.

▶ Dosierung: alle 3 Stunden 3 Globuli C12

Nitricum acidum

Bei stechenden oder brennenden Halsschmerzen, als ob eine Gräte oder ein Splitter im Hals stecken würde, eignet sich Nitricum acidum besonders. Selbst das Schlucken eines Teelöffels voll Flüssigkeit verursacht heftige Schmerzen und strahlt bis in die Ohren aus. Jeder Bissen bleibt im Hals stecken. Der Kranke verzieht das Gesicht und beugt den Kopf, damit der Bissen rutscht. Er räuspert sich ständig und löst dadurch Schleim vom Rachenraum ab.

Typische Merkmale bei Nitricum acidum sind das plötzliche Erscheinen von tiefen Geschwüren mit bläulichen Rändern an Hals und Gaumen. Der Kranke friert leicht und ist ängstlich und schwermütig, verlangt nach salzigen und fetten Speisen. Verschlechterungen treten ein durch Berührung, am Abend und während den Mahlzeiten.

▶ Dosierung: alle 2 Stunden 3 Globuli C6

Nux vomica

Die Halsregion ist rot und fühlt sich an wie verätzt, kalte Atemluft schmerzt stark. Das Schlucken von Speisen oder Speichel schmerzt zwar, doch anschließend wird es noch schlimmer. Die Halsschmerzen ziehen zu den Ohren, besonders beim Schlucken.

Der Kranke empfindet eine brennende Hitze. Dennoch fröstelt es ihn, wenn er sich bewegt oder aufdeckt.

Er ist überempfindlich und gereizt. Verschlechterung tritt auch ein durch Alkohol und Zigarettenrauch. Besserung erzielt man durch warme Getränke, Wärme sowie Bettruhe.

▶ Dosierung: alle 2 Stunden 3 Globuli C6

Die Zungenbeschaffenheit bei Mercurius solubis ist charakteristisch: blass, feucht und aufgequollen mit deutlich sichtbaren Zahneindrücken am Zungenrand oder auch mit schmutziggelbem Belag.

Achten Sie bei Halsschmerzen besonders darauf, welche Speisen und Getränke eine Verschlechterung bzw. Verbesserung bewirken. Werden die Beschwerden beispielsweise durch kalte Getränke gelindert, so können Sie entsprechend kalte Halswickel, z. B. mit Quark oder Kochsalz bestrichen, anwenden.

Nitricum acidum – Phytolacca

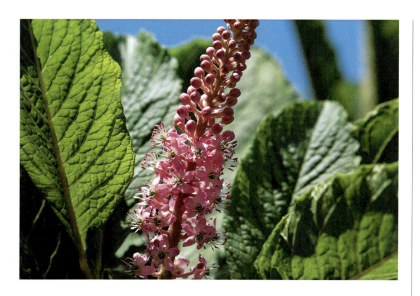

Phytolacca wird aus der frischen Wurzel der amerikanischen Kermesbeere (Phytolacca americana) gewonnen. Die Phytolacca findet man heute auch in Nordafrika und Südeuropa.

Phosphorus

Die Erkrankung im Rachenraum beginnt meist mit Heiserkeit und Stimmlosigkeit, welche sich abends verschlimmern. Häufig ist die Erkrankung mit Husten verbunden. Der Kehlkopf fühlt sich rau und pelzig an, typisch ist ein Wattegefühl im Hals. Schließlich kommt es zu brennenden Halsschmerzen, Mandeln und Zäpfchen sind sehr geschwollen, das Zäpfchen ist verlängert.

Der Zustand verschlechtert sich durch Sprechen und Husten sowie beim Wechsel von warmer in kalte Luft.
▶ Dosierung: alle 3 Stunden 3 Globuli C6

Modalitäten bei Phosphor: Verschlechterungen treten abends und nachts auf, durch Aufregung und Überanstrengung. Besserung erzielt man mit Ruhe, Wärme und Dunkelheit.

Phytolacca

Rachen und Mandeln sind geschwollen und leuchten dunkel- oder purpurrot. Die stechenden, seltener auch brennenden Schmerzen, welche rechts oft stärker empfunden werden, strahlen besonders beim Schlucken zu den Ohren aus. Der Schmerz fühlt sich an, als ob ein Stückchen eines Apfelkerngehäuses im Hals festsitzt oder als ob ein Ball von glühendem Eisen im Hals feststecken würde.

Phytolacca ist ein bewährtes Mittel bei Seitenstrangangina mit nebenstehender Symptomatik. Der Rachenring ist dunkelrot.

Halsschmerzen, Angina

Bei leichteren Entzündungen besteht oft ein Kloßgefühl beim Speichelschlucken oder beim Drehen des Kopfes nach links.

Bei weiterem Fortschreiten der Angina erscheinen weiße Eiterstippen, die zu Belägen zusammenfließen können. Es tritt ein übler Mundgeruch auf, die Zungenwurzel ist schmierig graugelb belegt. Die feuerrote Zunge fühlt sich wie verbrannt an. Das Fieber bleibt ohne Schweiß, die Hitze konzentriert sich auf den Kopf, der gesamte Körper fühlt sich kalt an. Es besteht ein Zerschlagenheitsgefühl mit großer Schwäche. Das Bedürfnis, sich zu bewegen, bringt keine Erleichterung.

Kalte Getränke tun gut, warme hingegen verschlechtern den Zustand.
▶ Dosierung: alle 2 Stunden 3 Globuli C6

Pyrogenium

Bei Pyrogenium zeigt sich ein kritisches Krankheitsbild:

▶ Die Zunge ist erst rot und glasig, dann dunkelrot und sehr trocken, schlaff, mit gelbbraunen Streifen. Die Eiterherde im Rachen fließen zu schmierigen dunklen Belägen zusammen.

▶ Es besteht fauliger oder aashafter Mundgeruch mit dem Geschmack, als ob der ganze Mund voll Eiter wäre.

▶ Den Fieberschüben geht ein kalter Schauer im Rücken voraus.

▶ Eine Diskrepanz zwischen der Puls- und Temperaturkurve fällt auf: Entweder ist der Puls sehr schnell und die Temperatur mäßig erhöht oder der Puls schlägt langsam und das Fieber ist hoch.

▶ Der Kranke ist sehr unruhig, er wechselt dauernd seine Lage. Durch sein Zerschlagenheitsgefühl erscheint ihm das Bett hart.

▶ Der Kranke hat starken Durst.

▶ Verschlechterung des Zustandes durch Kälte.

▶ Dosierung: alle 3 bis 4 Stunden 3 Globuli C12

Rhus toxicodendron

Rhus toxicodendron ist ein Mittel, das bei allen Folgen von Nässe und Kälte wirkungsvoll eingesetzt werden kann. Daher findet es auch oft Verwendung bei Erkrankungen des Bewegungsapparats infolge von nasskaltem Wetter.

Bei brennenden oder stechenden Halsschmerzen, die nach allgemeiner Überanstrengung, Durchnässung oder bei feuchtem Wetter entstehen, greift man zu Rhus toxicodendron. Die Schmerzen sind morgens beim Erwachen am schlimmsten und bessern sich im Laufe des Vormittags durch Bewegung.

Allgemein tritt eine Verschlechterung des Zustands durch Anstrengung der Stimme ein, wogegen warme Getränke und warme Anwendungen schmerzlindernd wirken.

▶ Dosierung: alle 3 Stunden 3 Globuli C6

Sepia

Sepia verwendet man bei linksseitigen Halsschmerzen mit starker Schwellung, aber nur geringer Rötung. Beim Schlucken verkrampft sich der Kehlkopf mit dem Gefühl eines Klumpens oder Kloßes im Hals. Der Kranke wacht mit dem Gefühl auf, als stecke etwas im Hals fest, was er vorher geschluckt hat. Die Schmerzen können auch brennend drückend oder stechend sein.

▶ Dosierung: alle 3 Stunden 3 Globuli C12

Silicea

Für Silicea sind folgende Merkmale charakteristisch:
▶ Die geschwollenen Halslymphknoten sind hart und kalt.
▶ In den Mandeln piekt es, als würde mit einer Nadel hineingestochen.
▶ Der Kranke ist immer frostig und friert leicht an Kopf, Händen und Füßen. Er trägt daher gerne warme Kopfbedeckungen und verlangt heiße Umschläge oder Wickel um den entzündeten Hals.
▶ Bei kalten Füßen erkältet er sich schnell.
▶ Kopfschweiß tritt auf.
▶ Der Patient hat zwar großen Hunger, aber wenig Appetit. Seine Lieblingsspeisen und Süßigkeiten schmecken nicht mehr, dennoch isst er größere Mengen.
▶ Er gibt schnell auf und besitzt wenig Selbstvertrauen, tritt aber als Schutz vor äußeren Einflüssen oft stur und renitent auf.
▶ Durch Kälte verschlechtert sich sein Befinden. Wärme, warmes Einhüllen helfen ihm.
▶ Dosierung: alle 3 Stunden 3 Globuli C12

Wie bei Hepar sulfuris können die Gaumenmandeln bei Silicea akut oder chronisch entzündet sein mit der Gefahr einer Abszessbildung. Die stechenden Halsschmerzen entstehen durch Unterkühlung und werden beim Schlucken schlimmer.

Heiserkeit und Stimmverlust

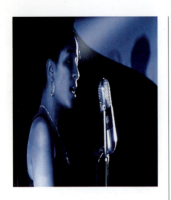

Nicht nur Entzündungen im Hals- und Rachenraum können zu Heiserkeit und Stimmverlust führen. Auch eine Überbelastung der Stimmbänder kann die Stimme versagen lassen.

Wenn die Stimme versagt

Heiserkeit über Veränderungen der Stimme bis hin zum Stimmverlust können durch eine akute Entzündung der Stimmbänder hervorgerufen werden. Diese erscheint meist als Folge einer Erkältung in der Halsregion, eines allgemeinen Infekts oder auch einfach nach einer Überforderung der Stimme.

Die folgende Mittelauswahl kann leider nicht erschöpfend sein. Ich schildere Ihnen die meines Erachtens wichtigsten Mittel bei Heiserkeit und Stimmverlust. Falls keine Beschreibung genau auf Ihre Beschwerden zutrifft oder das von Ihnen ausgewählte Mittel nicht zum Erfolg führt, wenden Sie sich bitte an einen erfahrenen Homöopathen.

Stimmbänder schonen

Bei Heiserkeit sollten Sie nicht versuchen, Ihre Stimme über Ihre Kräfte hinaus zu »trainieren« – das kann dauerhafte Schäden an den Stimmbändern hervorrufen. Lutschen Sie stattdessen Salbeibonbons, Emser- oder Isländisch-Moos-Pastillen, und sprechen Sie nur wenn nötig und in einer leiseren Tonart. Die kneippschen Halswickel tun wie bei Halsschmerzen auch bei Heiserkeit gute Dienste. Wickeln Sie ein feuchtes Leinentuch um den Hals, darüber ein trockenes und dann einen Wollschal zum Abdecken. Mit dem Wickel dürfen Sie natürlich nicht in Zugluft geraten, ansonsten können Sie ihn tragen, solange es Ihnen gut tut.

Da Heiserkeit und Stimmverlust viele Symptome aufweisen, die auch bei Halsschmerzen auftreten können, studieren Sie hierfür bitte auch die Symptomentabelle »Halsschmerzen« (vorheriges Kapitel).

Als begleitende Maßnahmen zur Behandlung von Heiserkeit eignen sich heißes Zitronenwasser, Gurgeln mit warmem Salbeitee, ein warmer Schal oder Halswickel.

Das eigene Befinden testen

Versuchen Sie bitte, für sich selbst folgende Fragen möglichst genau zu beantworten. Gerade das Detail sollte bestimmen, für welches Mittel Sie sich zur Behandlung Ihrer Beschwerden später entscheiden werden. Die Symptome sind sehr wichtig für die anschließende gezielte homöopathische Behandlung.

▸ Welche krank machenden Einflüsse oder Belastungen lagen vor (z.B. Nasswerden, Frösteln, Zugluft, geistige oder körperliche Überanstrengung, lange Stimmbelastung durch einen Vortrag o. Ä.)?

▸ In welcher Weise hat sich die Stimme verändert (z. B. krächzend, rau, Stimmausfall, nur Flüstern möglich)?

▸ Liegen noch andere Beschwerden vor (z. B. Husten, Erkältung, Fieber, geschwollene Mandeln)?

▸ Treten auch Schmerzen auf, wenn ja, wo und in welcher Form (z. B. Halsschmerzen links- oder rechtsseitig, Schluckbeschwerden, Kopfschmerzen)?

▸ Welche äußeren Einflüsse bessern oder verschlechtern mein Befinden (z. B. kalte oder warme Getränke, Ruhe oder Bewegung, Liegen, Frischluft, Halswickel, Wärme oder Kälte)?

▸ Wie steht es um mein körperliches und seelisches Allgemeinbefinden (z. B. allgemeine Reizbarkeit, Unwohlsein, Müdigkeit, Abgeschlagenheit)?

> Heiserkeit und Verlust der Stimme gehen in vielen Fällen mit einer Erkältung, speziell mit Halsschmerzen, einher. Daher lohnt es sich, auch diese Symptomentabelle zurate zu ziehen.

Vorbeugen ist besser als behandeln

▸ Sorgen Sie in Ihren Wohnräumen stets für Frischluft; auch regelmäßige Bewegung im Freien schützt vor Erkältungen.

▸ Vermeiden Sie zu viel Alkohol- und Nikotingenuss – das geht zu Lasten des Immunsystems und schwächt Sie unnötig.

▸ Versorgung mit Vitaminen, Mineralstoffen und Spurenelementen sowie eine ausgewogene Ernährung sind wichtig.

▸ Machen Sie feuchte Halswickel bei ersten Anzeichen.

▸ Achten Sie darauf, dass Ihre Füße warm sind; nach Frieren hilft ein ansteigendes Fußbad (heißes Wasser nachgießen).

> Eine chronische Heiserkeit sollten Sie vor einer homöopathischen Behandlung unbedingt durch einen Facharzt abklären lassen!

Heiserkeit und Stimmverlust

Das richtige Mittel bei Heiserkeit und Stimmverlust	Aconitum	Antimonium tartaricum	Apis	Argentum metallicum	Arnica	Arum triphyllum	Bryonia	Capsicum	Carbo vegetabilis	Causticum Hahnemanni	Chamomilla	Drosera	Eupatorium perfoliatum	Ferrum phosphoricum	Gelsemium	Hepar sulfuris	Ignatia	Ipecacuanha	Kalium bichromicum	Lachesis	Lycopodium	Mercurius solubilis	Natrium muriaticum	Nux vomica	Phosphorus	Pulsatilla	Rhus toxicodendron	Sambucus	Senega	Silicea	Spongia	Sulfur
Heiserkeit morgens	●	●	●		●				●	●														●	●					●		●
Heiserkeit abends				●					●	●															●							●
Heiserkeit bei feuchtem Wetter									●																							●
Heiserkeit bei feuchtkaltem Wetter									●																					●		
Heiserkeit während Fieberhitze														●													●					●
Heiserkeit mit Husten	●	●	●						●	●			●	●		●						●	●				●	●		●	●	
Heiserkeit nach Pseudokrupp									●																							
Heiserkeit nach Masern									●			●																				●
Heiserkeit nach Nasswerden																											●					
Plötzliche Heiserkeit									●																				●	●		
Schmerzhafte Heiserkeit				●																					●							
Schmerzlose Heiserkeit									●	●															●							
Heiserkeit bei Schnupfen	●								●	●	●				●									●	●	●					●	●
Heiserkeit durch Singen				●	●	●			●																							
Heiserkeit, Singen bessert																											●					
Heiserkeit durch Überanstrengung der Stimme	●			●	●	●	●		●																●		●					
Heiserkeit im warmen Raum																											●					
Belegte Stimme	●								●			●										●			●					●	●	●
Flüsternde Stimme																									●							

46

Ein Mittel für jedes Symptom

Das richtige Mittel bei Heiserkeit und Stimmverlust

	Aconitum	Antimonium tartaricum	Apis	Argentum metallicum	Arnica	Arum triphyllum	Bryonia	Capsicum	Carbo vegetabilis	Causticum Hahnemanni	Chamomilla	Drosera	Eupatorium perfoliatum	Ferrum phosphoricum	Gelsemium	Hepar sulfuris	Ignatia	Ipecacuanha	Kalium bichromicum	Lachesis	Lycopodium	Mercurius solubilis	Natrium muriaticum	Nux vomica	Phosphorus	Pulsatilla	Rhus toxicodendron	Sambucus	Senega	Silicea	Spongia	Sulfur
Höhere Stimme	●											●																				
Hohle Stimme	●	●			●				●	●	●	●				●									●	●			●		●	
Krähende Stimme	●																														●	
Kreischende Stimme					●																											
Nasale Stimme										●												●		●							●	●
Raue Stimme	●		●						●	●	●	●				●						●		●	●	●				●	●	●
Schwache Stimme	●	●							●	●	●					●									●	●	●	●			●	●
Tiefe Stimme				●	●				●							●									●	●			●		●	●
Tonlose Stimme												●				●													●		●	
Wechselnde Stimme				●	●																											
Zitternde Stimme	●																					●			●							
Stimmverlust	●	●	●		●				●	●		●				●						●		●	●	●	●		●		●	●
Stimmverlust morgens									●	●																						
Stimmverlust abends									●																●							
Stimmverlust nachts									●																							
Stimmverlust bei Einwirkung von Kälte										●																						
Stimmverlust durch langes Reden																									●							
Plötzlicher Stimmverlust										●																						
Stimmverlust bei Sängern				●						●																						
Stimmverlust durch Überanstrengung der Stimme									●	●												●								●		

Mittelbeschreibungen

Aconit

Eine Kehlkopfentzündung tritt plötzlich auf mit nächtlichem Krupphusten, Fieber und Veränderung der Stimme nach Einwirkung von trockenem, kaltem Wind. Aconit hilft auch bei Heiserkeit, belegter, hohler, rauer oder zitternder Stimme durch Überanstrengung der Stimme oder infolge eines Schnupfens. Die Stimme kann auch ganz verschwinden.

Morgens fühlt sich der Kranke schlechter.

▶ Dosierung: alle 2 Stunden 3 Globuli C6

Aconitum hilft gegen Angst und Erkrankungen, die urplötzlich auftreten. Schwitzen bessert den Zustand des Kranken, häufig schwitzt der Patient nach der ersten Gabe von Aconit.

Antimonium tartaricum

Die Stimme wird heiser, hohl oder wird immer schwächer bis zum vollständigen Stimmverlust. Meist besteht eine Bronchitis mit Schleimrasseln ohne Auswurf, auch Herzklopfen mit einem unangenehmen Hitzegefühl in der Brust. Das Befinden ist morgens schlechter.

▶ Dosierung: 3-mal täglich 3 Globuli C6

Apis

Nehmen Sie Apis bei rauer Stimme oder Heiserkeit mit sehr empfindlichem Kehlkopf. Der Hals fühlt sich trocken und rau an. Sie zeigen Kurzatmigkeit oder Atemnot bei Bewegung. Morgens ist der Zustand meist schlechter, er verbessert sich durch kalte Getränke.

▶ Dosierung: alle 3 Stunden 3 Globuli C6

Argentum metallicum

Nach Singen oder Überanstrengung wird die Stimme heiser oder sie wechselt unkontrollierbar in ihrer Tonhöhe. Argentum metallicum dient Sängern auch bei totalem Stimmverlust. Der Kehlkopf fühlt sich wund und rau an, besonders beim Husten.

Der Zustand verschlechtert sich abends.
▶ Dosierung: 2-mal täglich 5 Globuli C12

Arnica

Arnica hilft bei Heiserkeit oder einer ganz tiefen Stimme nach Singen, langem Sprechen oder durch Überanstrengung der Stimme. Es besteht eine Art Muskelkater der Rachenmuskulatur. Der Kranke hat ein Gefühl von Zerschlagenheit, sein Befinden ist morgens schlechter.
▶ Dosierung: alle 3 Stunden 3 Globuli C6

Arum triphyllum

Beim Singen oder durch Überforderung verändert sich die Stimme. Sie wird heiser, hohl, kreischend, tiefer oder unkontrollierbar. Mitten im Satz ist sie einige Töne höher. Arum triphyllum wird auch bei chronischer Heiserkeit mit ständigem Räuspern wegen starker Schleimbildung im Rachen genommen. Durch Reden und Singen verschlechtert sich der Zustand.
▶ Dosierung: alle 3 Stunden 3 Globuli C6

Hier sollte man rechtzeitig auf Symptome achten: Die Beschwerden können sich bis zum Stimmverlust steigern!

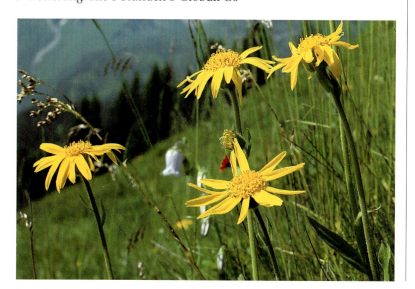

Arnica montana, auch Bergwohlverleih genannt, gehört zur Familie der Korbblütler. Das homöopathische Mittel wird aus dem getrockneten Wurzelstock und den Wurzeln der Pflanze hergestellt.

Heiserkeit und Stimmverlust

Capsicum

Capsicum nimmt man beim Gefühl der Hitze und Trockenheit im Rachen mit Schmerzen, die zu den Ohren ausstrahlen. Die Heiserkeit ist begleitet von Kitzeln und Kribbeln in der Nase und Stockschnupfen oder von Husten, der ab und zu schmerzt. Besserung erzielt man durch Wärme oder Hitze.

▶ Dosierung: 3-mal täglich 3 Globuli C6

Carbo vegetabilis

Carbo vegetabilis setzt man ein bei Heiserkeit, die nach Masern oder Pseudokrupp zurückbleibt, oder auch bei Stimmverlust nach Überanstrengung der Stimme.

In feuchter Abendluft oder bei feuchtkaltem Wetter wird die Stimme plötzlich und ohne Schmerzen heiser (auch hohl, rau, schwach oder tief). Die Heiserkeit kann tage- oder wochenlang anhalten und verschlimmert sich morgens oder abends und besonders durch anhaltendes oder lautes Reden.

▶ Dosierung: 2-mal täglich 5 Globuli C12

Causticum

Während eines Schnupfens, beim Singen oder nach Überanstrengung der Stimme wird diese heiser, belegt, hohl oder schwach, meist schmerzlos. Der Kranke kann nur leise sprechen. Das Trocken- und Wundheitsgefühl im Rachen breitet sich auf die Brust aus. Die Heiserkeit kann lange anhalten, obwohl die übrigen Anzeichen einer Krankheit längst abgeklungen sind.

Bei Causticumheiserkeit verschlechtert sich der Zustand morgens, abends und durch kaltes Wetter. Trinken von kaltem Wasser hingegen lindert die Beschwerden.

Causticum ist auch sinnvoll bei plötzlichem Verlust der Stimme durch Kälte, bei Sängern oder durch Überanstrengung der Stimme.

▶ Dosierung: 3-mal täglich 3 Globuli C6

Chamomilla

Mit dem Schnupfen kommt die heisere, hohl oder rau klingende Stimme. Oftmals begleiten zäher Schleim im Hals, Trockenheit, Brennen und Durst die Erkrankung. Ein Kitzeln im Hals reizt zum Husten, am

Abend tritt Fieber auf. Der Kranke ist in ärgerlicher, unzufriedener Stimmung mit Abneigung gegen Reden und mit Unruhe. Nachts und durch Ärger verschlechtert sich sein Zustand.
▶ Dosierung: alle 3 Stunden 3 Globuli C6, bei Besserung seltener

Drosera

Chronische Heiserkeit tritt von vielem Reden oder in Verbindung mit einem trockenen Krampfhusten auf. Der Rachen fühlt sich rau, trocken oder kratzig an. Die Stimme kann belegt sein, hohl, rau oder tief, oder ganz verschwinden. Das Sprechen ist sehr anstrengend, Singen oder Lachen verschlechtern sogar das Befinden.
▶ Dosierung: 3-mal täglich 5 Globuli C6

Hepar sulfuris

Hepar sulfuris ist das richtige Mittel für Erkältungen mit Schnupfen, Heiserkeit oder Husten bei trockenem, kaltem Wetter. Die jeweils unzureichend bekleideten Körperstellen kühlen aus und entzünden sich. Die Stimme klingt hohl, rau, tief, auch tonlos, oder sie verschwindet ganz. Der Kranke hüllt sich tagsüber und auch im Bett besonders warm ein. In trockener, kalter Luft und durch kalte Umschläge verschlechtert sich das Befinden. Besserung tritt ein durch feuchte Wärme (Inhalationen), warme Umschläge, in warmen Räumen.
▶ Dosierung: 3-mal täglich 3 Globuli C12

Mercurius solubilis

Die Heiserkeit rührt von einer Erkältung her, mit belegter, nasaler, rauer oder zitternder Stimme. Bei heftigerer Kehlkopfentzündung kann der Kranke nur noch flüstern, bis die Stimme ganz verschwindet. Der Kranke zeigt eine Neigung zu unangenehmen, besonders nächtlichen Schweißausbrüchen, die das Befinden nicht bessern; jeder kalte Lufthauch verschlechtert seinen Zustand.
▶ Dosierung: 3-mal täglich 3 Globuli C6

Bei Eupatorium perfoliatum beginnt die Erkältung mit einem Schnupfen. Es folgen Heiserkeit und ein schmerzhafter Husten mit einem Wundheitsgefühl in der Brust, Gliederschmerzen in Muskeln, Knochen und Gelenken.
▶ Dosierung: 3-mal täglich 5 Globuli C6

Auch bei Stimmverlust nach Überanstrengung der Stimme empfiehlt sich Mercurius solubilis. Häufig ist ein Brennen und Kitzeln im Kehlkopf zu spüren.

Heiserkeit und Stimmverlust

Phosphorus

Infolge einer Erkältung kommt es morgens und abends zu einer Zunahme der Heiserkeit. Das Sprechen wird dann meist schmerzhaft und ermüdend. Die Stimme klingt hohl, nasal, tiefer, oder sie zittert beim Reden. Phosphor dient auch bei Stimmverlust oder chronischer Heiserkeit nach langem Reden. Oft tritt ein lästiger, harter Husten auf, sobald der Kranke spricht.

Sowohl morgens als auch abends ist der Zustand etwas schlechter.

▶ Dosierung: 3-mal täglich 3 Globuli C6

Sambucus ist angezeigt bei hohler, tiefer oder tonloser Stimme. Es besteht ein tiefer, hohler Husten ohne Schleim, der um Mitternacht auftritt. Der Kranke erwacht mit Atemnot, kann nicht ausatmen, sein Gesicht wird blau. Er zeigt Unruhe und hat Durst.
▶ Dosierung: 3-mal täglich 5 Globuli C6

Pulsatilla

Die Heiserkeit kommt und geht mit stechenden Halsschmerzen, wundem Gefühl in Hals und Gaumen. Die Stimme ist hohl, rau oder schwach bis hin zum vollständigen Stimmverlust. Dabei tritt Schnupfen auf mit reichlicher gelber, grüner oder gelbgrüner, auch übelriechender Absonderung; morgendlicher Mundgeruch.

Der Husten ist locker (nachts auch trocken), mit Schmerzen in der Brust. Der Kranke friert, und dennoch bessert sich das Befinden in der frischen, kühlen Luft. In warmen Räumen hingegen verschlechtert sich der Zustand.

Man beobachtet beim Patienten eine Wechselhaftigkeit seiner Gelüste und Beschwerden.

▶ Dosierung: 3-mal täglich 3 Globuli C6

Rhus toxicodendron

Nach Überanstrengung der Stimme entwickelt sich meist über Nacht die Heiserkeit mit geschwächter Stimme bis hin zu Stimmverlust und einem rauen Gefühl im Hals. Die Halsschmerzen sind stärker am Morgen und werden durch Reden oder Singen besser.

Häufiges Niesen und reichliche Schleimbildung ohne eigentlichen Schnupfen sind ebenfalls zu beobachten.

▶ Dosierung: 3-mal täglich 3 Globuli C6

Senega

Kehlkopfkatarrhe mit plötzlich auftretender Heiserkeit, oft nach Überforderung der Stimme, können mit Senega behandelt werden.

Das Sprechen ist schmerzhaft, die ebenfalls schmerzhaften, hackenden Hustenstöße enden oft mit Niesen.

▶ Dosierung: 3-mal täglich 5 Globuli C6

Silicea

Bei feuchtkaltem Wetter wird die Stimme belegt oder rau. Typisch für die Siliceaheiserkeit ist auch ein besonders langwieriger Schnupfen, der durch Kaltwerden der Füße hervorgerufen und immer wieder aufgefrischt wird.

Das Befinden des Kranken ist morgens schlechter.

▶ Dosierung: 3-mal täglich 3 Globuli C12

Spongia

Im Verlauf eines Schnupfens entsteht auch ein Kehlkopfkatarrh mit tonloser, tiefer, nasaler, hohler oder krähender Stimme. Der Kehlkopf brennt trocken und fühlt sich wie eingeschnürt an. Oft kommt es auch zu einem kruppartigen Husten, der nach Essen oder Trinken abnimmt.

▶ Dosierung: 3-mal täglich 5 Globuli C6

Sulfur

Bei feuchtkaltem Wetter, im Fieber oder bei einem Schnupfen wird die Stimme belegt, nasal, rau oder tief. Sie kann auch ganz verschwinden. Morgens und abends verschlechtert sich der Zustand des Kranken.

▶ Dosierung: 3-mal täglich 3 Globuli C6

▶ Bei chronischer Heiserkeit nach unterdrückten Hautekzemen nehmen Sie Sulfur in einer anderen Dosierung: 1 Woche lang 1-mal täglich 5 Globuli C6

Senega ist auch ein Mittel bei Stimmverlust, wenn die Stimme überanstrengt wurde (ähnlich wie bei Carbo vegetabilis, Causticum und Mercurius solubilis).

Husten, Bronchitis

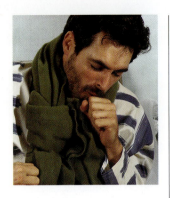

Entzündungen der Atemwege äußern sich meist in Form von Hustenreiz.

Jede Form von Wärme tut bei Husten gut: Warme Hals- oder Brustwickel lindern ebenso die Schmerzen wie ein heißer Hustentee. Auch Kopfdampfbäder sind wohltuend für die Schleimhäute der Atemwege (mit Salz oder Kamille).

Was passiert eigentlich beim Husten?

Husten ist ein Selbstheilungsreflex der Bronchien, mit dessen Hilfe sich die Atemwege von Entzündungen oder Allergien auslösenden Substanzen zu befreien versuchen. Das sind z. B.:
▶ Viren und Bakterien
▶ Schimmelpilze und deren Sporen
▶ Giftstoffe wie Autoabgase, Nikotin, Umweltgifte, Schwermetalle
▶ Allergene wie Blütenstaub und Pollen
▶ Fremdkörper oder andere Reizstoffe

Daher gilt es, den Körper auf milde Weise in seinem Anliegen zu unterstützen. Chemische, den Hustenreiz dämpfende Substanzen wie Kodein sollten immer vermieden werden. Sie schwächen nachhaltig Atemwege und Lunge.

Unterstützende Maßnahmen bei Husten

Neben einer arzneilichen Versorgung kann man bei Husten und Bronchitis einiges tun, um die Beschwerden zu verringern. Richtiges Essen und Trinken sowie verschiedene äußere Anwendungen wirken unterstützend beim Heilungsprozess.
▶ Einreibung von Brust und Rücken mit einer Mischung aus etwa 50 Milliliter Rizinus- oder Olivenöl mit fünf Tropfen Lavendelöl
▶ Brustwickel
▶ Schleimlösende Kräutertees
▶ Meiden von Milch und Sauermilchprodukten, Süßigkeiten, fetten und stark gewürzten Speisen, Schweinefleisch, Kaffee
▶ Verzicht auf alkohol- und nikotinhaltige Genussmittel
▶ Empfehlenswerte Lebensmittel sind Salate, Gemüse roh wie gekocht, Obst, Getreide und Teigwaren

Fragenkatalog zu Husten und Bronchitis

Die Mittelwahl bei Husten und Bronchitis können Sie wesentlich erleichtern und beschleunigen, wenn Sie die folgenden Fragen genau beantworten:

▶ Seit wann besteht der Husten (z. B. seit dem Gespräch beim Chef, dem Besuch der Schwiegermutter am Wochenende, der buchstäblich ins Wasser gefallenen Wanderung)?

▶ Wie ist der Husten (trocken, locker, verschleimt, schmerzhaft)?

▶ Wie klingt der Husten (bellend, krampfhaft, rasselnd)?

▶ Wann und in welchen Situationen hustet der Betroffene (beachten Sie hier z. B. die Tageszeit, Nahrungsaufnahme, das Kaltwerden, Menstruation)?

▶ Unter welchen Bedingungen tritt der Husten auf (beim tief Einatmen, Sprechen, Lachen, Weinen)?

▶ Was bessert oder verschlechtert den Husten (z. B. kalt oder warm trinken, liegen, Bewegung, kalte oder warme Luft)?

▶ Welche Begleitsymptome sind mit dem Husten verbunden (Würgen, Erbrechen, Atemnot, Nasenbluten, unfreiwilliger Harnabgang)?

▶ Bestehen weitere Beschwerden (z. B. Fieber, Schnupfen, Kopf- oder Halsschmerzen, Bauch-, Brust- oder Rückenschmerzen)?

▶ Wie ist das Allgemeinbefinden (unverändert, gereizt, abweisend, weinerlich)?

▶ Welche Eigentümlichkeiten am allgemeinen Verhalten fallen auf (z. B. Durst, Eifersucht, Singen, Zähneknirschen, Bedürfnis nach Gesellschaft)?

> Die wichtigsten Beobachtungen am Husten sind seine Art (locker, trocken, kitzelnd usw.), die Tageszeit und die Umgebung, in der er am stärksten auftritt. Danach unterscheiden sich grundsätzlich die infrage kommenden homöopathischen Mittel.

Vorsicht bei heftigen Symptomen

Folgende Beschwerden schließen die Selbstbehandlung aus. Hier sollten Sie sich an einen Arzt oder an Ihren Homöopathen wenden:

▶ Tagelanges hohes Fieber

▶ Anhaltende Schmerzen vor allem im Bereich der Brust oder des Rückens

▶ Atemnot

▶ Unverändertes Befinden nach einigen Tagen

Husten, Bronchitis

Das richtige Mittel bei Husten und Bronchitis

	Aconitum	Antimonium tartaricum	Arnica	Arsenicum album	Belladonna	Bromum	Bryonia	Causticum Hahnemanni	Cina	Coccus cacti	Conium	Corallium rubrum	Cuprum metallicum	Drosera	Dulcamara	Euphrasia	Hepar sulfuris	Hyoscyamus	Ignatia	Ipecacuanha	Kalium bichromicum	Kalium carbonicum	Lycopodium	Natrium muriaticum	Natrium sulfuricum	Nux vomica	Phosphorus	Pulsatilla	Rhus toxicodendron	Rumex crispus	Spongia	Sticta pulmonaria
Husten, tags und nachts					●								●	●			●			●	●			●	●	●			●		●	
Husten, morgens			●	●		●		●	●							●								●	●	●	●					●
Husten, abends	●	●		●	●				●					●			●	●	●	●	●	●	●			●	●	●	●	●	●	
Husten nach Ärger	●	●			●		●												●							●	●					
Husten unmittelbar nach Genuss alkoholischer Getränke			●																●												●	
Husten, anfallartiger	●		●	●	●	●	●	●					●	●			●	●	●	●	●	●	●			●	●	●	●		●	●
Husten, nachts				●	●		●					●	●				●	●								●		●	●			●
Atemnot beim Husten	●	●	●	●	●	●	●						●	●			●	●		●	●		●			●	●	●	●		●	●
Bauchschmerzen beim Husten			●	●	●									●			●	●		●	●		●			●	●		●			
Husten beim Berühren des Kehlkopfs					●																									●		
Husten beim Rückwärtsbeugen des Kopfs						●							●				●				●		●							●	●	●
Husten beim Vorwärtsbeugen des Kopfs								●																								
Husten mit Bewusstlosigkeit									●					●																		
Husten beim Bücken			●				●										●				●	●					●					
Husten beim Einatmen	●			●	●		●					●	●							●	●			●			●					
Erbrechen beim Husten		●			●		●		●	●				●			●			●						●						
Erschöpfender Husten		●		●	●	●	●		●	●							●									●	●	●	●	●	●	●
Erschütternder Husten		●	●	●	●	●	●									●	●									●	●		●		●	●
Erstickender Husten	●	●	●	●	●	●	●						●	●			●	●	●	●	●		●			●	●	●	●		●	●
Husten beim Erwachen	●				●		●		●	●							●						●			●		●				
Husten, den Essen bessert																●						●										
Husten während Fieber	●	●	●	●	●	●	●							●			●			●	●		●			●	●	●	●			●
Husten, in der frischen Luft besser						●	●							●	●									●		●		●				
Husten durch ein Fremdkörpergefühl im Kehlkopf					●	●								●					●										●		●	

56

Das richtige Mittel bei Husten und Bronchitis

Symptome bei Husten

	Aconitum	Antimonium tartaricum	Arnica	Arsenicum album	Belladonna	Bromum	Bryonia	Causticum Hahnemanni	Cina	Coccus cacti	Conium	Corallium rubrum	Cuprum metallicum	Drosera	Dulcamara	Euphrasia	Hepar sulfuris	Hyoscyamus	Ignatia	Ipecacuanha	Kalium bichromicum	Kalium carbonicum	Lycopodium	Natrium muriaticum	Natrium sulfuricum	Nux vomica	Phosphorus	Pulsatilla	Rhus toxicodendron	Rumex crispus	Spongia	Sticta pulmonaria
Husten durch ein Fremdkörpergefühl in der Luftröhre																		•					•									
Man muss die Hände gegen die Brust drücken beim Husten			•				•							•												•	•		•			
Halsschmerzen beim Husten	•									•								•								•		•			•	•
Unwillkürlicher Harnabgang beim Husten				•			•	•									•			•	•					•	•			•	•	
Harter Husten				•	•		•	•	•		•						•				•	•	•			•		•	•		•	•
Hohl klingender Husten	•	•			•		•	•	•	•				•			•	•									•	•			•	
Husten, der durch Husten schlimmer wird								•																								
Husten durch kalte Getränke				•													•				•	•							•			
Husten, kalte Getränke bessern						•				•				•			•					•					•					
Husten beim Kaltwerden				•	•			•	•				•													•	•		•		•	
Husten durch Kitzeln in der Brust	•						•					•	•									•		•			•					
Husten durch Kitzeln in der Halsgrube	•						•						•											•								
Husten durch Kitzeln im Kehlkopf	•	•	•	•	•		•	•			•	•		•	•		•	•		•	•	•	•	•	•	•	•	•	•	•	•	•
Husten bei körperlicher Anstrengung					•			•	•				•										•			•						
Kruppartiger Husten	•	•			•	•		•					•		•		•				•					•			•		•	
Husten beim Lachen			•				•					•		•	•								•				•					
Husten, im Liegen besser	•						•									•											•					
Husten, im Liegen schlechter	•	•	•	•	•		•	•					•													•	•	•	•		•	•
Husten im Liegen, muss aufsitzen			•		•							•	•				•	•									•			•		
Husten mit metallischem Klang																					•										•	•
Nasenbluten beim Husten	•		•		•		•					•	•				•							•		•	•		•		•	
Nervöser Husten									•			•	•				•	•	•							•	•					

57

Husten, Bronchitis

Das richtige Mittel bei Husten und Bronchitis

	Aconitum	Antimonium tartaricum	Arnica	Arsenicum album	Belladonna	Bromum	Bryonia	Causticum Hahnemanni	Cina	Coccus cacti	Conium	Corallium rubrum	Cuprum metallicum	Drosera	Dulcamara	Euphrasia	Hepar sulfuris	Hyoscyamus	Ignatia	Ipecacuanha	Kalium bichromicum	Kalium carbonicum	Lycopodium	Natrium muriaticum	Natrium sulfuricum	Nux vomica	Phosphorus	Pulsatilla	Rhus toxicodendron	Rumex crispus	Spongia	Sticta pulmonaria
Rasselnder Husten		●			●	●	●	●	●	●	●		●				●				●	●		●	●	●	●	●		●		
Rückenschmerzen beim Husten	●		●		●						●										●	●					●		●	●		
Husten, der das Schlafen verhindert								●														●					●	●	●			●
Spastischer Husten	●			●	●	●	●	●	●	●	●	●					●			●		●				●	●					
Tiefer Husten				●										●			●				●						●	●				
Trockener Husten nachts, locker am Tag	●						●	●			●					●	●	●			●	●				●	●	●				
Ununterbrochener Husten	●	●	●	●	●		●	●			●		●	●			●		●							●	●			●	●	●
Liegen verschlechtert, Aufsitzen bessert																		●										●	●			
Husten beim Warmwerden						●																						●				
Husten durch warme Getränke		●								●									●													
Warme Getränke bessern				●		●																	●						●			●
Husten beim Betreten eines warmen Raumes aus der frischen Luft	●				●	●				●	●		●											●		●		●				
Husten im warmen Raum	●		●	●	●	●				●				●	●								●			●	●		●			
Husten beim Weinen		●	●	●	●			●						●			●										●					
Husten bei feuchtem Wetter															●														●			
Husten bei Wetterwechsel															●															●	●	
Husten im Wind	●														●	●							●								●	
Husten mit Würgen		●		●	●	●	●							●				●		●								●				

58

Mittelbeschreibungen

▶ Die nachfolgenden Mittel geben Sie bitte 3- oder 4-mal in der angegebenen Weise. Dann warten Sie einige Stunden ab.

▶ Verspüren Sie eine Besserung, genügen immer seltenere Mittelgaben, 3- bis 1-mal täglich.

▶ Stellen Sie keine Veränderung fest, greifen Sie zum nächstähnlichen Mittel. Hilft auch dieses nicht, wenden Sie sich bitte an einen erfahrenen Homöopathen oder Ihren Hausarzt.

▶ Oft ist es empfehlenswert, die Behandlung mit einer Gabe von 3 Globuli des passenden Mittels in der Potenz C30 abzuschließen.

Antimonium tartaricum

Dieser Zustand tritt bevorzugt bei feuchter Kälte und im Winter auf. Der Kranke hustet mit grobem Schleimrasseln, der zähe und reichliche Schleim kann aber nicht abgehustet werden. Charakteristisch sind auch die zunehmende Kurzatmigkeit und die große Schwäche. Dies können bereits die Anzeichen einer Lungenentzündung sein. Um den zähen, weißlichen Schleim abhusten zu können, muss sich der Kranke im Bett aufsetzen. Dies bessert vorübergehend den Hustenreiz und das Allgemeinbefinden.

Je weniger Schleim abgehustet werden kann, desto größer wird die Atemnot beim Husten, die Nasenflügel bewegen sich beim Atmen. Das Gesicht wird blasser und verfällt, Übelkeit kommt auf.

▶ Dosierung: 3-mal täglich 5 Globuli C6

Aconitum bei Husten wird stündlich eingenommen (3 Globuli C6). Die Symptome sind denen eines Aconitfiebers vergleichbar (unter »Fieber« ist die genaue Mittelbeschreibung nachzulesen).

Bei ausgeprägter Kurzatmigkeit und großer Schwäche sollten Sie Ihren Arzt oder einen erfahrenen Homöopathen hinzuziehen.

Zustandsverschlechterung

Eine Verschlechterung des Zustands bei Antimonium tartaricum tritt vor allem bei folgenden Bedingungen bzw. Einflüssen ein:

▶ Durch Essen, kalte Milch

▶ Nachts um 23 Uhr und um 4 Uhr

▶ Durch flaches Liegen

▶ Im warmen Zimmer, in dampfiger Luft

▶ Durch warmes Zudecken

Husten, Bronchitis

Arnica

Der Husten tritt häufig nach Kummer, Weinen oder Jammern auf, auch im Zorn, wenn die Dinge sich nicht nach dem Willen des Betroffenen entwickeln. Kinder weinen nachts, kurz bevor der Hustenanfall beginnt, weil sie diesen herannahen spüren.
Der Auswurf zeigt einen durchsichtigen, gläsernen Schleim, mit schwarzen Punkten gespickt. Auch blutiger Auswurf ist typisch.
Nasenbluten oder blutunterlaufene Augen treten beim Husten auf.
▶ Dosierung: 3-mal täglich 5 Globuli C6

Arsenicum album

Der Kranke hustet tagsüber locker und bringt oft große Schleimmengen hervor. Der Husten verschlimmert sich im Moment des Hinlegens. Abends und nachts wird der Husten trockener. Frösteln durch kalten Schweiß, ängstliche Unruhe, Atemnot sowie ausgeprägte Erschöpfung gesellen sich dann oft hinzu.
Der Kranke verlangt immer wieder nach warmem Tee in kleinen Schlucken. Dies bessert sein Allgemeinbefinden, der trockene Husten wird locker.

Kennzeichnend für den Arsenicumtyp ist seine große Angst bei Krankheiten. Die ängstliche Stimmung sorgt auch für Ruhelosigkeit und starke Erschöpfung des Patienten.

Die Schwäche und der schlechte allgemeine Zustand beunruhigen den Patienten sehr, er macht sich viele Gedanken und ist sehr besorgt um seine Gesundheit. Er möchte zu jeder Tages- und Nachtzeit seinen Behandler anrufen.
Verschlechterungen treten morgens, abends und nachts auf, im Moment des Hinlegens, beim Liegen auf dem Rücken und auf der linken Seite, beim Kaltwerden, in kalter Luft oder durch kalte Getränke.
▶ Dosierung: alle 3 Stunden 3 Globuli C6

Belladonna

Husten tritt auf bei feuchtkaltem Wetter oder in Zeiten größerer Anspannung in der Familie (vor Urlauben oder Familienfesten; wenn die Eltern kaum miteinander sprechen).

Der kurze, bellende Husten tritt plötzlich und heftig auf. Auch Krampfhusten mit Atemnot bis zum Asthma ist möglich. Die Schleimhäute der Halsregion brennen trocken, ein Kitzeln oder Kratzen löst den Hustenreiz aus.

Es besteht ausgeprägter Durst auf kalte Getränke wie Wasser oder Limonade. Die Erschütterungen durch die Hustenstöße werden im Kopf und im Bauchraum als schmerzhaft empfunden.

Das Befinden verschlechtert sich nachts, während des Schlafs, durch Sprechen und bei Kälte.

▶ Dosierung: 2-mal 3 Globuli C6 innerhalb einer Viertelstunde, dann 2 weitere Gaben alle 2 Stunden

Bromum

Nach warmen Tagen mit kühlen Abenden treten Husten, Asthma oder Durchfall auf. Der Kranke ist sehr empfindlich gegenüber Abkühlung der Außentemperatur oder gegen Zugluft, weil er bereits bei leichter körperlicher Anstrengung ins Schwitzen gerät.

Das Verkühlen bewirkt äußerste Heiserkeit bis zum Stimmverlust, einen trockenen, krampfhaften und pfeifenden Husten mit rasselnden Atemgeräuschen. Die eingeatmete Luft wird als kalt empfunden und löst den Husten aus. In warmen Räumen verschlechtert sich der Allgemeinzustand ebenfalls. Kalte Getränke und Aufenthalt am Meer werden als wohltuend empfunden.

▶ Dosierung: 3-mal täglich 5 Globuli C6

Bryonia

Bei trockener Kälte, bevorzugt im Herbst oder im Sommer durch Klimaanlagen, kommt es nach körperlicher Erhitzung zu einer Erkältung. Der anfänglich leichte Husten steigert sich langsam. Die stechenden Schmerzen in der Brust beim Atmen nehmen so zu, dass der Kranke sie kaum aushält; nur fester Druck gegen die Brust oder das Brustbein lassen das Stechen erträglicher werden. Tiefes Einatmen, Sprechen oder schon kleinere Bewegungen sowie Essen und Trinken können längere,

---

Husten bei Belladonna kann Fieber mit sich bringen, das nach dem Schlafen höher ist, oft ist dann auch das Allgemeinbefinden schlechter. Plötzliches Hochfahren oder Schreien im Schlaf kommt vor. Der Kranke reagiert überempfindlich und erregt oder benommen.

Für trockene Rippenfellentzündungen ist ein Stechen typisch. Bryonia ist hier das Hauptmittel. Sie sollten diese Beschwerden unbedingt von einem Arzt oder Heilpraktiker abklären lassen.

Husten, Bronchitis

> Modalitäten bei Bryonia:
> Der Zustand verschlechtert
> sich bei Bewegung, Tem-
> peraturwechsel von kalt zu
> warm und bei Wärme. Bes-
> ser geht es dem Patienten
> in Ruhelage und wenn er
> gegen die schmerzende
> Stelle drückt.

peinigende Hustenattacken auslösen. Dadurch wird der Kranke immer unbeweglicher. Wenn Kopfschmerzen oder eine Nebenhöhlenentzündung hinzukommen, ist er völlig verzweifelt. Die Schleimhäute außerhalb von Lunge und Bronchien sind sehr trocken. Es besteht eine starke Mundtrockenheit mit einem charakteristischen Durst: Der Kranke verlangt gelegentlich glasweise kaltes Wasser, obwohl nur warme Getränke den Husten lindern.

In der frischen Luft wird der Husten besser, beim Betreten von warmen Räumen stellt sich bereits der schmerzhafte Husten ein.

Oftmals gehen beim Husten auch unfreiwillig einige Tropfen Urin ab.

Im kranken Zustand ist der Betroffene reizbar, streitsüchtig, bei Widerspruch jähzornig.

▶ Dosierung: alle 2 bis 3 Stunden 3 Globuli C6

Causticum Hahnemanni

Ein trockener Husten, durch ein anhaltendes Kitzeln im Hals ausgelöst, und verbunden mit einer ausgeprägten Heiserkeit, ist typisch für Causticum Hahnemanni.

An kalten, trockenen Herbsttagen fühlen sich die Bronchien trocken und rau an. Bald kommt es zu einem harten, hohl klingenden Husten mit einem Wundheitsgefühl in der Brust. Meist tritt die Heiserkeit etwas später auf. Wenn der Kranke dennoch seine Stimme viel benutzt, ist er am nächsten Morgen total heiser, oder die Stimme verschwindet ganz, jedoch ohne Schmerzen.

Obwohl der Husten trocken ist, hat der Kranke das Gefühl, dass seine Bronchien voller Schleim seien. Er bekommt trotz aller Bemühungen den Schleim nicht heraus, weil dieser zu tief sitzt oder immer wieder zurückläuft.

Durch Trinken wird der Husten besser. Je kälter das Getränk ist, desto schneller lässt der Hustenreiz nach. Beim Husten oder Niesen kann es zu unwillkürlichem Harnabgang kommen.

Verschlechterungen treten vor allem abends auf, in der Bettwärme, in kalter Luft sowie beim Bücken.

▶ Dosierung: alle 2 bis 3 Stunden 3 Globuli C6

Cina hilft Kindern bei Husten

▶ Die Kinder sind reizbar und missmutig. Sie wollen nicht angesehen, berührt, gewiegt oder herumgefahren werden.
▶ Sie können plötzlich erschrecken oder »ausrasten«.
▶ Durch Herumtragen in Bauchlage oder durch heftige Schaukelbewegungen beruhigen sie sich am schnellsten.
▶ Es kommt nur zu geringem Auswurf.
▶ Dosierung: alle 2 bis 3 Stunden 3 Globuli C6

Coccus cacti

Der trockene Husten wird durch ein Kitzeln im Kehlkopfbereich ausgelöst und ist morgens am schlimmsten. Auswurf ist nur in der Früh möglich. Bei schweren Anfällen wird das Gesicht rot, das Gegessene oder Schleim wird erbrochen. Der reichliche, zähe Schleim kann nur schwer abgehustet werden; ständiges Räuspern. Durch Wärme fühlt sich der Kranke schlechter. Besserung erfährt er durch kalte Getränke, frische Luft, kühle Zimmertemperatur.
▶ Dosierung: alle 3 Stunden 3 Globuli C6

Conium

Der anhaltende, trockene Husten wird von einer trockenen Stelle im Kehlkopfbereich ausgelöst. Gleich nach dem Hinlegen tritt der Husten auf. Der Kranke muss sich sogleich aufsetzen und so lange husten, bis sich der Auswurf löst. Dann hat er Ruhe und kann schlafen. Er spürt Atemnot bei der geringsten Anstrengung.
▶ Dosierung: 3-mal täglich 3 Globuli C6

Corallium rubrum

Die Erkrankung beginnt mit einem Katarrh des Rachens und der Nase, in dessen Verlauf die Nase zunehmend verstopft ist. Das Sekret läuft den Rachen hinunter und löst dabei den Hustenreiz aus.

Cina ist das Hauptmittel bei trockenem, kruppartigem Husten der Kleinkinder, wenn dieser während des Zahnens und bevorzugt im Frühjahr auftritt.

Verschlechterungen des Coniumhustens treten nachts, beim Reden, Lachen, tief Einatmen ein; beim Kaltwerden von Armen oder Händen, bei Betreten eines warmen Raumes und durch Verzehr salziger Speisen und Suppen.

Husten, Bronchitis

Das Auffällige ist die extreme Empfindlichkeit des Rachens gegenüber kalter Luft. Selbst das Einatmen der Zimmerluft verursacht ein Kältegefühl im Rachen, was einen Dauerhusten mit Erstickungsgefühlen auslöst. Deshalb verkriecht sich der Kranke am liebsten unter die Bettdecke, atmet dann durch die Decke hindurch oder hält sich beim Atmen einen Schal vors Gesicht.

▶ Dosierung: 3-mal täglich 3 Globuli C12

Cuprum metallicum

Der Husten ist spastisch oder trocken und kann sich nachts verschlimmern, in der Frühe lockern. Die Hustenattacken dauern lange an und verlaufen sehr heftig mit Erstickungsgefühl. Das Gesicht verfärbt sich blass bis bläulich. Es kann zu Krämpfen des ganzen Körpers und zu Erbrechen kommen. Zwischen den Anfällen bestehen lange, hustenfreie Zeiten. Vor einem Anfall wirkt der Kranke ängstlich, hinterher braucht er lange, um sich zu erholen.

Bei diesem Beschwerdebild sollten Sie von einem Arzt einen Keuchhusten abklären lassen!

Besserung erzielt man durch kalte Getränke.

▶ Dosierung: 3-mal täglich 3 Globuli C12

Drosera

Zu Drosera passt, dass der Husten von Heiserkeit mit belegter, hohler oder tiefer Stimme oder auch von Stimmverlust begleitet ist.

Ein permanentes Kitzeln wie von einer Feder in Kehlkopf, Luftröhre oder Bronchien löst die heftigen Hustenattacken aus, die, schnell aufeinander folgend, kaum Zeit zum Atemholen gewähren. Es kommt zu Atemnot mit Erstickungsgefühl, das Gesicht läuft rot oder blaurot an. Der Kitzelreiz verstärkt sich nach dem Hinlegen.

Bei schwerem Verlauf erbricht der Kranke Schleim oder das Gegessene mit Nasenbluten. Er presst seine Hände gegen den Brustkorb, um die stechenden Schmerzen zu lindern. Besonders nach Mitternacht verschlechtert sich das Befinden, auch beim Sprechen, nach dem Essen, nach kalten Getränken und im Liegen.

▶ Dosierung: alle 2 bis 3 Stunden 3 Globuli C6

Dulcamara

Dulcamara hilft bei bellendem oder lockerem Husten bei feuchtkaltem Wetter, nach Einwirkung von Feuchtigkeit oder Nässe, im Sommer bei Wetterwechsel sowie bei lange anhaltendem Husten nach Masern.

Auch wenn der Husten locker klingt, dauert es lange, bis sich der Schleim löst. Verschlechterung tritt meist morgens, beim tiefen Einatmen, nach einem Auskühlen und in warmen Räumen ein.

▶ Dosierung: alle 3 Stunden 3 Globuli C6

Euphrasia

Bei Erkältungen mit Husten, Schnupfen und Bindehautentzündung, die durch Wind ausgelöst wurden, passt Euphrasia.

Der zuerst auftretende Schnupfen verschlimmert sich weiter, wenn der harte Husten hinzukommt. Der Schnupfen ist nachts heftiger und verschlechtert sich im Liegen. Demgegenüber verschlimmert sich der Husten am Tag und bessert sich nachts im Liegen. Besonders morgens und im Laufe des Tages kann der übelriechende Schleim abgehustet werden. Räuspern oder das Heraufhusten des Auswurfs können einen Brechreiz auslösen. Die Augen sind gerötet, lichtempfindlich und tränen in der Kälte. Ständiges Räuspern tritt ein bei Bewegung an der frischen Luft.

▶ Dosierung: alle 3 Stunden 3 Globuli C6

Hepar sulfuris

Nach stundenlangem Aufenthalt in trockener, kalter Luft oder nach »erfolgreicher« Behandlung von Hautausschlägen mit antiallergischen Salben treten folgende Bronchialbeschwerden auf. In der Nacht oder am nächsten Morgen erwacht der Kranke mit einem trockenen oder krampfhaften Husten und dem charakteristischen Gefühl, als ob ein Splitter zwischen Kehlkopf und Bronchien steckt. Er zeigt dicken gelben oder grünlichen Auswurf.

Husten wie Schmerzen nehmen allmählich zu.

Modalitäten bei Hepar sulfuris: Verschlechterung morgens beim Erwachen, nachts, durch Kaltwerden (auch einzelner Körperteile), kalte Getränke, kalte Luft, im Freien, durch Sprechen im Liegen. Besserung bei feuchtem Klima, Regenwetter, durch Luftbefeuchtung, Dampfbäder, Inhalationen.

Anfangs lösen nur kalte Luft oder kalte Getränke den Hustenreiz aus. Dann bewirken immer geringere Kältereize einen Hustenanfall oder eine Verschlechterung des gesamten Befindens. Daher deckt sich der Kranke im Bett mit mehreren Decken bis zum Gesicht zu. Er ist in einer reizbaren und ärgerlichen Verfassung.

▶ Dosierung: 3-mal täglich 3 Globuli C12

Hyoscyamus

Hyoscyamus nimmt man bei trockenem, manchmal auch krampfartigem Reizhusten, der nur nachts auftritt oder nachts viel schlimmer wird. Meist beginnt er unmittelbar nach dem Hinlegen, verschlimmert sich durch Essen und Trinken, auch Reden. Das Zäpfchen erscheint zu lang und kitzelt im Rachen.

Eine Besserung des Zustands tritt bei dem Kranken tagsüber sowie nach dem Aufsetzen ein.

▶ Dosierung: alle 2 Stunden 3 Globuli C6

Hyoscyamus wird das homöopathische Kodein genannt, wegen seiner hustendämpfenden Wirkung. Es hilft bei sensiblen, nervösen Menschen, oft in Zeiten starker innerer Anspannung.

Ignatia

Ein trockener Krampfhusten mit Kitzelreiz im Kehlkopf oder in der Halsgrube entsteht z.B. nach Ärger oder im Zorn.

Der Husten vermehrt das Bedürfnis zu husten. Die Hustenstöße folgen rasch aufeinander, der Husten ist anhaltend Tag und Nacht mit geringem Auswurf. Der Kranke seufzt und stöhnt häufig.

Abends verschlechtert sich sein Zustand.

▶ Dosierung: alle 2 Stunden 3 Globuli C6

Ipecacuanha

Dieses Mittel empfiehlt sich für Bronchialerkrankungen speziell bei feuchtwarmem Wetter, im Frühling oder nach langem Aufenthalt in kalter Winterluft, wenn man ganz steifgefroren ist.

Entweder entsteht ein trockener Husten mit Kurzatmigkeit, welcher durch ein Kitzelgefühl im Kehlkopf hervorgerufen wird. Der geringe

Auswurf kann Übelkeit und Erbrechen hervorrufen. Oder es kommt zu einem lockeren Husten mit grobem Rasseln. Der Schleim ist so zäh, dass er kaum abgehustet werden kann. Der ständige Hustenreiz führt zu einem Würgen mit Atemnot und der Angst zu ersticken. Das Gesicht läuft rot oder blau an.

Erbrechen von Speisen, Galle oder Blut mit Nasenbluten ist möglich. Dabei bleibt die Zunge typischerweise sauber. Nach dem Hustenanfall besteht eine Neigung zu Streckkrämpfen.

Der Kranke ist sehr erschöpft, sein Gesicht zeigt dunkle Augenringe. Es kann Heiserkeit bis hin zum Verlust der Stimme beim Abklingen des Infekts auftreten.

▶ Dosierung: alle 2 Stunden 3 Globuli C6

Modalitäten bei Ipecacuanha: Verschlechterung bemerkt man abends, nachts, in feuchtwarmer Luft, in warmen Räumen, beim Gehen in kalter Luft, während Fieber. Der Zustand bessert sich durch kalte Getränke.

Kalium bichromicum

Aufgrund der großen Erkältungsgefahr bei trockener Kälte kommt es zu Husten und Schnupfen mit den typischen gelben, entweder zähen oder dickflüssig-klebrigen Sekreten. Der Husten wird durch ein Kitzeln im Kehlkopf ausgelöst und hat einen hackenden, metallischen Klang.

▶ Dosierung: 3-mal täglich 3 Globuli C6

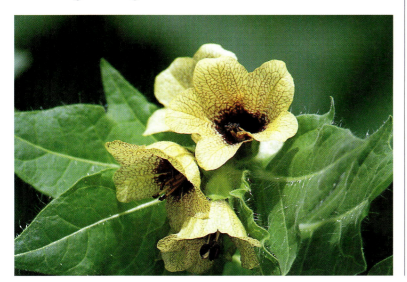

Hyoscyamus niger, das Schwarze Bilsenkraut, ist sowohl in Asien als auch in Europa beheimatet. Zur Herstellung des Homöopathikums wird das frische, während der Blütezeit geerntete Kraut verwendet.

Husten, Bronchitis

Kalium carbonicum

Beim Husten treten Schmerzen in der Mitte des Brustbeins auf, die sich entweder in den Rücken oder zu den Schultern ausbreiten können. Durch Kälte und beim Ausziehen verschlechtert sich das Befinden; es bessert sich durch Wärme und nach dem Aufsitzen.

Der Husten ist begleitet von stechenden Schmerzen in der Brust, häufig in den unteren rechten Brustpartien, die nicht bewegungsabhängig sind und wandern können. Der Husten wird nach Mitternacht schlimmer, der Kranke erwacht zwischen zwei und drei Uhr durch den Husten, der gegen drei Uhr seinen Höhepunkt erreicht. Oft kommen um diese Zeit starke Rückenschmerzen auf, die ebenfalls das Einschlafen verhindern. Der Kranke spürt ein Kältegefühl in der Brust, er macht pfeifende Atemgeräusche.

Der Auswurf tritt morgens und nach dem Essen auf. Er ist spärlich und zäh, in dicken übelriechenden Klumpen mit käsigem Geschmack. Der Kranke muss ihn schlucken. Er zeigt einen trockenen Rachen und leidet unter ständiger Erkältungsneigung. Die Oberlider sind stark geschwollen.

Verschlechterungen spürt man nachts, besonders zwischen zwei und fünf Uhr, durch Liegen auf der linken Seite oder auf der schmerzhaften Seite. Der Zustand bessert sich tagsüber, bei warmem Wetter, an der frischen Luft und durch Vorwärtslehnen.

▶ Dosierung: 3-mal täglich 3 Globuli C6

Lycopodium

Modalitäten bei Lycopodium: Der Zustand verschlechtert sich besonders zwischen 16 und 20 Uhr, manchmal auch morgens: Dann spricht man von einer Morgenmelancholie. Durch Bewegung werden die Symptome besser.

Der Husten wird meist ausgelöst durch einen Kitzelreiz im Kehlkopf; er hat einen tiefen Klang. Die Brust scheint voll von rasselndem Schleim zu sein, der Auswurf ist dickflüssig, eitrig und oft von salzigem Geschmack. Man spürt ein Brennen in der gesamten Brust – besonders stark beim Husten.

Symptome, die spezifisch auf Lycopodium hinweisen, sind die Verschlimmerung am Nachmittag und beim Einschlafen. Nicht nach dem Hinlegen, sondern unmittelbar wenn der Kranke am Einschlafen ist, erscheint ein sehr lästiger Hustenreiz, der ihn zum vollständigen Erwachen bringt. Danach erst lässt der Husten nach. Ist der Kranke schließlich wieder am Einschlafen, kommt der Hustenreiz erneut auf.

▶ Dosierung: alle 3 Stunden 3 Globuli C6

Natrium muriaticum

Husten und Schnupfen treten bei trockenen und brennenden Schleimhäuten auf, oftmals durch ein Kitzeln in der Magengrube ausgelöst. Der Kranke spürt Stiche in der Lebergegend und im Brustkorb. Der Auswurf ist eiweißartig, häufig auch scharf. Beim Husten tränen die Augen, eventuell kommt es zu unfreiwilligem Harnabgang. Berstende Kopfschmerzen begleiten die Erkrankung. Der Kranke zeigt Kurzatmigkeit, die sich besonders beim Treppensteigen bemerkbar macht, heftigen Durst, Lippenbläschen. Er ist melancholisch und niedergeschlagen.

▶ Dosierung: 3-mal täglich 3 Globuli C6

Natrium sulfuricum

Der rasselnde Husten ist locker, aber schmerzhaft, häufig in der unteren linken Brusthälfte. Der Patient muss sich die Brust festhalten. Es besteht das ständige Verlangen, lange und tief einzuatmen. Der Betroffene leidet unter Atemnot, besonders bei feuchtem Wetter. Der Auswurf ist von grünlicher Farbe, dick und fadenziehend. Asthmatische Beschwerden treten bei jeder neuen Erkältung auf.

Der Kranke befindet sich in einer melancholischen Stimmung, das Hören von Musik macht ihn besonders traurig.

Der Zustand verschlechtert sich bei Nebel und Wetterwechsel, er bessert sich nur bei trockenem, warmem Wetter.

▶ Dosierung: 3-mal täglich 3 Globuli C6

Nux vomica

Trockenkaltes Winterwetter in Verbindung mit lange bestehender beruflicher oder privater Überforderung bewirken eine Erkältung mit trockenem Husten. Das ständige Kitzeln und Kratzen im Hals verschlimmert sich abends im Bett und morgens beim Erwachen und bewirkt einen nervigen Hustenreiz. Wenn der Schleim zäh ist, verursacht das Husten einen Wundschmerz, als ob etwas in den Bronchien abge-

> Die Homöopathie kennt mehrere Natriumformen als Heilmittel. Zu unterscheiden sind Natrium muriaticum (Kochsalz), Natrium carbonicum, Natrium phosphoricum und Natrium sulfuricum.

Husten, Bronchitis

rissen würde. Tagsüber ist der Husten locker, der Schleim kann immer leichter abgehustet werden. Warme Getränke verflüssigen den Schleim und lindern den Husten.

Der Kranke ist sehr reizbar, meist auch sehr verärgert über seine Erkältung. Er leidet unter einer ausgeprägten Zugluftempfindlichkeit. Typisch sind auch berstende Kopfschmerzen beim Husten, der Kranke hält dann Kopf und Brust mit seinen Händen.

Abends im Bett und morgens beim Erwachen verschlechtert sich meist der Zustand, ebenso wie durch kalte Luft, bei Unterkühlung, beim Betreten warmer Räume aus der Kälte.

▶ Dosierung: alle 3 Stunden 3 Globuli C6

Phosphorus

> Phosphorus hilft auch, wenn Schnupfen oder Halsschmerzen durch homöopathische oder allopathische Medikamente nicht ausgeheilt werden und sich auf die Bronchien schlagen.

Nach zu langem Aufenthalt in kalter Luft oder nach Überanstrengung kommt es zu einer Erkältung des Nasen-Rachen-Raums, meist in Verbindung mit Heiserkeit. Daraus entwickelt sich ein harter, trockener Husten. Der Husten und der Kehlkopf brennen zunehmend schmerzhaft, besonders morgens nach dem Aufstehen, die Heiserkeit kann sich bis zur Stimmlosigkeit steigern. Oft ist der Husten trocken am Abend und in der Nacht, morgens hingegen locker.

Der Patient kann nachts nur auf der rechten Seite liegen. Dreht er sich auf den Rücken oder gar auf die linke Seite, weckt ihn ein heftiger Hustenanfall. Er muss sich aufsetzen und sich, stöhnend vor Schmerzen, mit den Händen gegen den Brustkorb drücken. Ein solcher Anfall erschöpft ihn sehr. Wird der Husten lockerer, kann es zu großen Mengen schleimigen Auswurfs kommen. Der Mund ist dann nach dem Husten voller Schleim.

Charakteristisch ist auch, dass der Kranke zur Besserung seines Allgemeinbefindens und der Schwäche kalte oder eiskalte Getränke bevorzugt, obwohl sich der Husten dadurch verschlechtert.

Auch beim Einatmen kalter Luft, beim Kaltwerden, beim Übergang von der Kälte in die Wärme und umgekehrt verschlimmert sich der Zustand, ebenso beim Sprechen, Lachen und Weinen.

▶ Dosierung: alle 3 Stunden 3 Globuli C6

Pulsatilla

Der Husten ist am Tage locker, nimmt abends zu und wird dann trocken und härter. Bei mäßiger Bewegung in gut gelüfteten Räumen tritt er nur gelegentlich auf, bei Aufenthalt im Freien verschwindet der Husten oft ganz. Nur bei starker körperlicher Anstrengung kommt es dann zu einem heftigen Hustenanfall.

Bei Kindern, die tagsüber im Freien gespielt haben, meint man dann, der Husten sei ausgeheilt. Abends in der Wärme beginnt er wieder. Nach dem Hinlegen kommt es dann zu heftigen, trockenen Hustenstößen. Die Kinder müssen würgen. Bei sehr starkem Hustenreiz werden auch Schleim oder Speisen erbrochen. Durch Aufsetzen im Bett wird der Husten schnell besser. Nach einigen solcher Attacken schläft das Kind ruhig.

Es kann zu unfreiwilligem Harnabgang kommen. Obwohl der Kranke leicht friert, verträgt er keine Wärme. Wenn das Schlafzimmer geheizt wird, heilt der Husten dann nicht aus.

Der Kranke ist sehr liebesbedürftig und möchte umsorgt werden.

▶ Dosierung: alle 3 Stunden 3 Globuli C6

> Der Auswurf, der wie der Schnupfen besonders in der Früh reichlich zu Tage gefördert wird, kann bei Pulsatilla dickflüssig oder zäh, gelb oder grün aussehen, mit einem Geschmack wie »alter Schnupfen«.

Rhus toxicodendron

Nach Überanstrengung, Nasswerden oder Abkühlen nach Erhitzen kommt es besonders bei feuchtkalter Witterung zu einer Erkältung mit Fieber und trockenem Husten. Der Husten ist quälend und wird durch ein Kitzeln im oberen Brustbeinbereich ausgelöst. Stechende Schmerzen behindern den Kranken beim Atmen.

Der Kranke ist unruhig, er streckt und dehnt sich häufig gegen die Steifigkeit; er hat Gliederschmerzen. Er fröstelt außerdem, als sei er mit kaltem Wasser übergossen worden.

Sein Zustand verschlechtert sich nach Mitternacht, beim Erwachen, in der Ruhe und beim Auskühlen (z.B. wenn einzelne Körperteile aus dem Bett hängen).

Besserung erzielt man durch Wärme und warme Getränke.

▶ Dosierung: alle 3 Stunden 3 Globuli C6

Husten, Bronchitis

Rumex crispus

Fließschnupfen und trockener Husten mit wenig Auswurf, der durch ein ständiges Kitzeln zwischen Halsgrube und Brustbeinmitte hervorgerufen wird, weisen auf Rumex hin. Es gibt auch ein Gefühl, als ob die Atemluft direkt unter die Schlüsselbeine strömte und dort eine Entzündung mit brennendem Wundschmerz hervorriefe.

Rumex wird auch bei chronischem Husten gegeben, der immer wieder durch kalte Luft ausgelöst wird.

Je kälter die Luft, desto quälender ist der Hustenreiz. Der Kranke atmet am liebsten unter der Bettdecke oder (im Freien) durch einen Schal oder ein Baumwolltuch hindurch. Das Abdecken des Patienten löst einen sofortigen Hustenanfall aus.

Auch das Berühren des Kehlkopfs kann den Hustenreiz auslösen. Wegen der stechenden Schmerzen versucht der Kranke den Husten zu unterdrücken, indem er so oberflächlich wie möglich atmet. Unfreiwilliger Harnabgang kann auftreten, auch Stimmverlust, wenn längere Zeit kalte Luft eingeatmet wurde. Verschlechterungen sind kurz nach dem Hinlegen, nachts gegen 23 Uhr und zwischen zwei und fünf Uhr zu bemerken, durch kalte Luft, beim Übergang von der Wärme in die Kälte, beim Berühren des Kehlkopfs, durch Reden.

Dem Patienten geht es besser, wenn er den Mund geschlossen hält, durch warmes Einhüllen des Halses, in der Wärme.

▶ Dosierung: alle 2 Stunden 3 Globuli C6

> *Typisch für Rumex ist der trockene Kitzelhusten mit dem Gefühl, eine Feder im Hals stecken zu haben. Der Husten tritt hauptsächlich auf, wenn man von der Wärme in die Kälte geht, von drinnen nach draußen.*

Spongia

Dem Husten geht meist Heiserkeit voraus, mit rauer oder krächzender Stimme. Der Kranke hat ein Engegefühl im Hals mit oft sehr berührungsempfindlichem Kehlkopf.

Er wird um Mitternacht durch einen Hustenanfall aus dem Schlaf gerissen und hat das Gefühl zu ersticken. Die Atmung zwischen den Attacken ist gekennzeichnet durch krächzende oder sägende Atemgeräusche. Da der Husten sich in allen Liegepositionen verschlimmert, schläft der Kranke im Sitzen.

Er ist durstig und hungrig. Warme Getränke und Speisen tun ihm gut. Durch Erregung, durch kalte Getränke, in trockener, kalter Luft, in Rücken- und Seitenlage verschlechtert sich sein Zustand. Er muss den Kopf stets hoch halten.
▶ Dosierung: alle 2 Stunden 3 Globuli C6

Sticta pulmonaria

Dem Husten geht ein Schnupfen voraus, der langsam über den Rachen in die Bronchien hinabsteigt. Die Nasenschleimhäute sind trocken mit einem unangenehmen Verstopfungsgefühl im Bereich der Nasenwurzel. Es besteht ein vergebliches Bedürfnis, mittels Schnäuzen die Nase frei zu bekommen.
Für den trockenen, hackenden Husten ist charakteristisch, dass der Kranke nicht mehr zu husten aufhören kann, wenn er einmal damit begonnen hat. Deshalb hüstelt oder räuspert er sich, um nicht husten zu müssen.
Er hat das Gefühl von Zerschlagenheit; sein Befinden verschlechtert sich abends, nachts, im Liegen, durch tiefes Einatmen.
▶ Dosierung: alle 2 Stunden 3 Globuli C6

Sticta pulmonaria ist die Bezeichnung für Lungenflechte. Wie die menschlichen Bronchien sind die Verzweigungen dieser Pflanze, d.h., hier entspricht bereits die Naturerscheinung dem passenden Krankheitsbild.

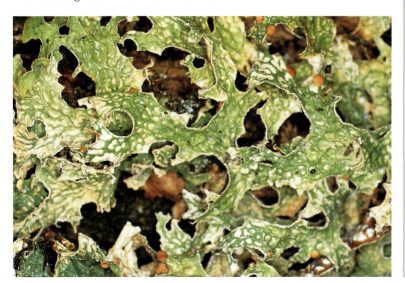

Die Lungenflechte (Sticta pulmonaria) ist über die ganze Erde verbreitet. Zur Herstellung des homöopathischen Mittels wird vor allem die auf dem nordamerikanischen Zuckerahorn wachsende Flechte verwendet.

Ohrenschmerzen, Mittelohrentzündung

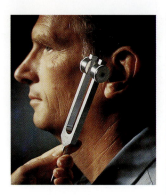

Entzündungen der Ohren können die Funktion des Gehörs vorübergehend oder langfristig beeinträchtigen. Ein Hörtest ist auch mit einfachen Instrumenten durchzuführen.

Wer Ohrenschmerzen hat, leidet meist mit dem ganzen Körper. Man kann verschiedene Speisen und Getränke anbieten, sollte aber den Patienten nicht zum Verzehr gegen seinen Willen zwingen oder überreden.

Schnelle Reaktion auf Schmerzen

Ohrenschmerzen sind nicht nur eine ziemlich schmerzhafte Erkrankung bei Erkältung, sondern auch nicht ungefährlich, wenn sie nicht richtig behandelt werden. Es besteht nämlich die Gefahr einer Ausbreitung auf die Schädelknochen und die Hirnhäute.
Ohrenschmerzen als Zeichen einer Mittelohrentzündung treten bevorzugt nachts und mit großer Heftigkeit auf. Verspüren Sie eine starke Druckempfindlichkeit der Schädelknochen hinter dem Ohr oder eine Nackensteifigkeit mit Kopfschmerzen, dann wenden Sie sich bitte umgehend an einen Arzt oder erfahrenen Homöopathen.

Allgemeine Hilfe bei Ohrenschmerzen

Folgende unterstützende Maßnahmen sind zu empfehlen, um die Ohrenschmerzen zu lindern.
▶ Das Zwiebelsäckchen: Zerkleinern Sie eine mittelgroße Zwiebel fein und geben diese in ein dünnes Baumwolltuch. Legen Sie den Patienten mit dem Ohr darauf, oder fixieren Sie das Säckchen mit einem Wollschal oder einer Mütze. Diese kalte Form des Zwiebelsäckchens ist für die Mittel Apis, Ferrum phosphoricum, Mercurius solubilis und Pulsatilla geeignet, wenn nur kalte Anwendungen die Schmerzen bessern.
▶ In allen anderen Fällen ist das Zwiebelsäckchen noch wirksamer, wenn Sie die Zwiebeln nach dem Zerkleinern in einer Pfanne ohne Fett erhitzen. Ggf. legen Sie auf das Säckchen noch eine Wärmflasche.
▶ Es ist wichtig, Kinder nicht alleine zu lassen, ihnen viel Nähe und Geborgenheit zu geben und Auseinandersetzungen zu vermeiden.
▶ Einträufeln einiger Tropfen lauwarmen Olivenöls ins Ohr helfen.

Maßnahmen zur Schmerzlinderung

▶ Man kann natürlich für Wärme und Schmerzlinderung auch Rescue-Remedy-Einnahmelösung fertig aus der Apotheke nehmen. Hiermit können Sie die Ohrenschmerzen meist lindern, bis das passende homöopathische Mittel von innen heraus wirkt.

Fragenkatalog zu Ohrenschmerzen und Mittelohrentzündung

Zum schnellen Auffinden des geeigneten homöopathischen Arzneimittels beantworten Sie bitte kurz die folgenden Fragen:

▶ Was ging den Ohrenschmerzen voraus (z.B. andere Beschwerden wie Schnupfen, Halsweh etc., oder Auslöser wie Verkühlen, Nasswerden, Ärger oder Enttäuschungen)?

▶ Auf welcher Seite treten die Beschwerden auf?

▶ Wann treten die Schmerzen auf (z.B. nachts, beim Schlucken oder Naseschnäuzen)?

▶ Was bessert oder verschlechtert die Schmerzen (z.B. Kälte oder Wärme, Berührung, Geräusche, Liegen)?

▶ Welcher Art sind die Schmerzen (z.B. brennend, drückend, pulsierend, stechend oder ziehend)?

▶ Kommt es zu Absonderung aus den Ohren (Farbe, Beschaffenheit)?

▶ Gibt es noch andere Beschwerden (z.B. Fieber, Hals-, Kopf- oder Bauchschmerzen)?

▶ Wie hat sich das Allgemeinbefinden verändert (z.B. Schwäche, Gereiztheit, Unruhe, Eifersucht, Aggressivität)?

▶ Gibt es andere Merkmale, die sich verändert haben (z.B. Appetit, Durst, Gelüste, Empfindlichkeiten)?

Besonders bei Kindern gehen Ohrenschmerzen meist Schnupfen und Husten voraus. Vorbeugend hilft es dann, die Nase möglichst frei zu bekommen, notfalls mit Nasentropfen (Kochsalzlösung ist unbedenklich!).

Auf Gelüste achten

Wenn Sie während Ihrer Erkrankung besondere Lust auf bestimmte Speisen und Getränke haben, geben Sie Ihrem Bedürfnis nach.

Die Übersicht zu Gelüsten bei grippalen Infekten im Kapitel »Fieber, grippaler Infekt« zeigt Ihnen, welches Mittel für Sie von Bedeutung ist.

Ohrenschmerzen, Mittelohrentzündung

Das richtige Mittel bei Ohrenschmerzen und Mittelohrentzündung

	Aconitum	Apis	Arsenicum album	Belladonna	Calcium carbonicum	Chamomilla	Dulcamara	Ferrum phosphoricum	Gelsemium	Hepar sulfuris	Kalium bichromicum	Kalium sulfuricum	Lachesis	Lycopodium	Magnesium phosphoricum	Mercurius solubilis	Natrium muriaticum	Phosphorus	Plantago	Pulsatilla	Sepia	Silicea	Sulfur	Tellurium
Blutige Absonderung			●	●	●					●		●	●	●		●		●		●	●		●	●
Bräunliche Absonderung									●															
Dickflüssige Absonderung					●							●				●		●		●	●	●		
Dünnflüssige Absonderung			●			●						●									●	●	●	
Eitrige Absonderung			●	●	●	●		●	●	●	●	●	●	●		●		●		●	●	●	●	●
– mit Ekzem					●							●											●	
Gelbe Absonderung			●		●							●												
Gelblich-grüne Absonderung												●												
Grüne Absonderung										●				●										
Übelriechende Absonderung			●		●					●	●	●								●	●	●	●	●
Wie Fischlake riechende Absonderung																								●
Sauer riechende Absonderung																							●	
Wie verdorbener Käse riechende Absonderung										●														
Wässrige Absonderung					●							●				●						●	●	
Weiße Absonderung										●							●							
Wundmachende Absonderung										●				●						●			●	●
Entzündung des Gehörgangs	●			●	●	●		●		●	●		●			●		●		●	●	●	●	
Entzündung der Ohrmuschel																	●					●		
Ohrenschmerzen links	●						●							●			●							
– erst links, dann rechts														●										
– rechts				●					●					●	●	●				●			●	●
– erst rechts, dann links													●											
– nachts						●				●	●			●						●	●			●
– anfallsweise						●		●																
– bei Berührung														●										
Bettwärme bessert						●	●			●				●		●					●			
Bettwärme verschlechtert																●	●			●				
Bei Bewegung																						●		
Bewegung bessert						●																		
Ohrenschmerzen beim Drehen des Kopfs															●									
– infolge Erkältung				●			●		●							●				●	●			
– bei feuchtem Wetter					●		●															●		
– im Freien	●									●				●							●		●	
– im Freien besser																				●				

76

Besondere Anzeichen

Das richtige Mittel bei Ohrenschmerzen und Mittelohrentzündung

	Aconitum	Apis	Arsenicum album	Belladonna	Calcium carbonicum	Chamomilla	Dulcamara	Ferrum phosphoricum	Gelsemium	Hepar sulfuris	Kalium bichromicum	Kalium sulfuricum	Lachesis	Lycopodium	Magnesium phosphoricum	Mercurius solubilis	Natrium muriaticum	Phosphorus	Plantago	Pulsatilla	Sepia	Silicea	Sulfur	Tellurium
– durch Lärm				•														•				•	•	
– mit Gesichtsschmerzen				•												•								
– mit Halsschmerzen		•				•							•											
– beim Husten					•						•													
– kalte Anwendungen bessern		•					•									•	•							
– kalte Anwendungen verschlechtern				•		•			•													•	•	
– in kalter Luft			•			•			•				•	•				•						
– in kalter Luft besser																		•						
– beim Kauen		•							•															
– beim Liegen im Bett																							•	
– beim Liegen auf dem betreffenden Ohr									•															
– beim Liegen auf dem Ohr besser													•											
– durch Zugluft						•			•					•										
– beim Niesen					•																		•	
Periodisch auftretende Ohrenschmerzen								•									•							
Ohrenschmerzen beim Schlucken	•			•									•	•		•	•							
Ohrenschmerzen beim Naseschnäuzen				•					•				•							•			•	
Ohrenschmerzen mit Übelkeit						•																		
Ohrenschmerzen im warmen Zimmer																		•						
Ohrenschmerzen im warmen Zimmer besser																						•		
Ohrenschmerzen bei Wetterwechsel																						•		
Ohrenschmerzen in kaltem Wind															•									
Ohrenschmerzen mit Zahnschmerzen																			•			•		
Bohrende Ohrenschmerzen				•					•		•					•	•						•	
Brennende Ohrenschmerzen	•	•	•	•						•			•			•	•						•	•
Nach außen drückende Ohrenschmerzen													•					•						
Reißende Ohrenschmerzen	•			•	•	•					•	•				•				•			•	
Stechende Ohrenschmerzen	•	•		•	•	•		•		•						•				•			•	
Ziehende Ohrenschmerzen	•			•	•	•	•			•						•				•				
Schwellung hinter dem Ohr					•				•				•							•				
Schwerhörig nach einer Erkältung				•									•			•				•				
Schwerhörig für die menschliche Stimme			•															•					•	
Schwerhörig durch Tubenkatarrh					•				•		•							•		•				
Völlegefühl in den Ohren			•			•			•									•		•			•	

77

Mittelbeschreibungen

Aconitum

Heftige, meist linksseitige Ohrenschmerzen treten nach Kontakt der ungeschützten Ohren mit kaltem Wind auf; entweder bald danach oder erst kurz vor Mitternacht kommt hohes Fieber dazu. Zu Beginn des Fieberanstiegs besteht Frost, auch Schüttelfrost, später ist die Haut trocken und heiß.

Das äußere Ohr ist oft rot, heiß, geschwollen und schmerzhaft. Es besteht eine Überempfindlichkeit gegen Geräusche.

Kinder brüllen vor Schmerzen; Erwachsene haben das Gefühl, vor Schmerzen verrückt zu werden.

▶ Dosierung: halbstündlich 3 Globuli C6

> Modalitäten: Verschlimmerungen treten nachts, gegen 23 Uhr auf und in sehr warmen Räumen.

Apis

Bei stechenden oder brennenden Ohrenschmerzen, besonders beim Schlucken, oft in Verbindung mit Halsschmerzen, hilft Apis.

Das Trommelfell zeigt eine ödematöse, rosafarbene Schwellung, der Erguss im Mittelohr scheint durch. Auch der Rachen und das Zäpfchen sind rosafarben geschwollen.

Durch Wärme, Hitze in jeder Form, Berührung, beim Schlucken und Kauen verschlechtert sich das Befinden. Besserung erfährt der Kranke durch frische Luft und kalte Anwendungen am Ohr.

▶ Dosierung: halbstündlich 3 Globuli C6

Belladonna

Hier spürt man klopfende, bohrende oder pulsierende Schmerzen überwiegend am rechten Ohr, welche im Zusammenhang mit einer Kopfgrippe auftreten. Das Kind wacht bald nach dem Einschlafen mit Ohrenschmerzen auf. Es hat eine rote Ohrmuschel oder einen hochroten Kopf, das Trommelfell ist leuchtend rot, die Pupillen sind häufig erweitert.

> Der Patient zeigt Durstlosigkeit während des Fiebers. Sein geringer Urin ist stark gefärbt. Falls auch Schmerzen beim Wasserlassen auftreten, muss der Urin unbedingt auf Erreger untersucht werden!

Auch ein plötzliches Aufschreien des Kindes nachmittags oder abends während des Spielens oder im Schlaf ist typisch. Die Schmerzen verschwinden dann nach einigen Minuten ebenso plötzlich wieder.

Helles Licht, lautere Geräusche, Erschütterungen, das Berühren oder Untersuchen des Ohres können einen Schmerzanfall auslösen. Auch das ganze Gesicht kann schmerzen. Der Zustand verschlechtert sich auch durch Kälte und in der Nacht. Wärme tut gut!

▶ Dosierung: alle 30 Minuten 3 Globuli C6, bei Besserung seltener

Calcium carbonicum

Bei häufig erkälteten Kindern mit geschwollenen Mandeln, vergrößerten Polypen und Lymphknoten hilft Calcium. Sie bekommen schlecht Luft durch die Nase und atmen nachts durch den offenen Mund.

Oft kommt es bei geringfügigen Schmerzen zu einem Erguss in der Paukenhöhle, der das Gehör stark beeinträchtigt. Eitriger Ausfluss tritt aus, wenn sich das Trommelfell öffnet. Das Trommelfell juckt. Das Kind hört Ohrgeräusche wie Summen und Brausen.

▶ Dosierung: alle 3 Stunden 3 Globuli C12

Dosierung von Calcium carbonicum bei Tubenkatarrh: 3 Tage lang 1-mal täglich 5 Globuli C12.

Chamomilla

Die Ohrenschmerzen treten meist anfallsweise mit dem Zahnen auf, neben starken Schmerzen im Kiefer und Durchfall. Eventuell kommt es auch zu Ohrenschmerzen in Verbindung mit Halsschmerzen. Die Schmerzen fühlen sich an, als ob mit Messern ins Trommelfell gestochen würde. Das betreffende Ohr kann sich auch wie verstopft oder voll anfühlen, mit einem Klingelgeräusch.

Die betroffene Gesichtshälfte ist meist rot und heiß, die andere blass und kühl. Der Kranke ist überempfindlich gegenüber Geräuschen, übelgelaunt und ruhelos.

Das Befinden verschlechtert sich bis Mitternacht, durch Wärme, warme Getränke, beim Bücken. Besserung erzielt man durch Umhertragen (bei Kindern), durch Bewegung, Streicheln und nach Schwitzen.

▶ Dosierung: halbstündlich 3 Globuli C6

Kinder mit Ohrenschmerzen, die auf Chamomilla reagieren, müssen ständig herumgetragen oder gestreichelt werden. Sie fordern energisch diverse Spielsachen, Speisen oder Getränke, weisen sie aber gleich wieder trotzig zurück.

Ohrenschmerzen, Mittelohrentzündung

Ferrum phosphoricum

Bei ziehenden oder klopfenden Ohrenschmerzen im ersten Entzündungsstadium, wenn das Trommelfell rot und schmerzhaft ist, hilft Ferrum phosphoricum. Es können auch Ohrgeräusche und Neigung zu Nasenbluten auftreten.

Das Fieber steigt langsam bis maximal 39 °C bei mäßigem Durst. Die Gesichtsfarbe wechselt häufig: Blässe im Sitzen oder Stehen, Röte im Liegen. Der Puls ist schwach, weich und rasch.

Verschlechterung tritt nachts, besonders zwischen vier und sechs Uhr morgens ein. Kalte Anwendungen am Ohr und langsames Umhergehen beruhigen.

▶ Dosierung: stündlich 5 Globuli C12

Gelsemium

Es treten bohrende oder stechende Ohrenschmerzen nach seelischer Erschütterung auf, periodisch und meist auf der rechten Seite. Auch plötzlich einschießende Halsschmerzen, die beim Schlucken zum Ohr ziehen, werden mit Gelsemium behandelt. Die Gaumenmandeln des Patienten sind geschwollen.

Im Sitzen werden die Schmerzen stärker. Besserung erzielt man durch reichliches Wasserlassen.

▶ Dosierung: alle 2 Stunden 3 Globuli C6

Hepar sulfuris

Die stechenden Schmerzen können von einem Ohr zum anderen hindurchschießen, als Folge trockener Kälte, trocken-kaltem Wind oder kalter Zugluft. Die Schmerzen können bis zur Ohnmacht führen.

Hepar sulfuris kommt zur Anwendung bei sehr reizbaren, leicht frierenden Menschen, die sich an den zu wenig bekleideten Körperpartien sehr schnell erkälten. Es sollte nur gegeben werden, wenn vorhandener Eiter abfließen kann.

▶ Dosierung: alle 2 Stunden 3 Globuli C12

Dulcamara ist gut für ziehende Ohrenschmerzen bei feuchtem Wetter, feuchtkaltem Wind, nach Nässe oder Wetterwechsel. Die Schmerzen sind oft von Übelkeit begleitet, sie nehmen nachts zu. Meist ist nur das linke Ohr betroffen.
▶ Dosierung: alle 2 Stunden 5 Globuli C6

Modalitäten für Hepar sulfuris: Verschlechterungen treten im Winter, nach kalten Anwendungen, Liegen auf dem schmerzenden Ohr und beim Kauen ein. Besserung fühlt der Kranke durch Wärme, warmes Einhüllen des Kopfes, örtliche Wärmeanwendungen, Inhalationen heißer Dämpfe, bei feuchtem und nassem Wetter.

Kalium bichromicum

Bei Mittelohrentzündungen mit scharfen, stechenden Schmerzen nehmen Sie Kalium bichromicum. Das Trommelfell zeigt oft kleine Geschwüre, es kommt zu gelben, dicken, fadenziehenden, übelriechenden Absonderungen. Das Befinden verschlimmert sich durch Kälte und verbessert sich durch Wärme.
▶ Dosierung: 3-mal täglich 3 Globuli C6, bei Besserung seltener

Lachesis

Heftige Ohrenschmerzen treten auf der linken Seite auf, oft in Verbindung mit linksseitigen Halsschmerzen. Der Patient hört Stimmen im Ohr. Er ist nervös, hektisch, gereizt, ungeduldig und sprunghaft. Er redet immerzu. Nachts verschlechtert sich das Befinden. Es bessert sich durch Bohren mit dem Finger im schmerzhaften Ohr und durch Liegen auf dem Ohr (also durch Druckausübung).
▶ Dosierung: alle 2 Stunden 3 Globuli C6

Lycopodium

Bei reißenden Schmerzen im rechten Ohr, welche im Lauf der Zeit auf die linke Seite wechseln können, kommt es zu dicken, gelben, übelriechenden Absonderungen. Ekzeme bilden sich in und hinter dem Ohr. Lycopodium sollte bei akuter Mittelohrentzündung nur gegeben werden, wenn sich das Trommelfell bereits geöffnet hat.
▶ Dosierung: alle 3 Stunden 3 Globuli C6

Magnesium phosphoricum

Heftige, krampfartige oder neuralgische Ohrenschmerzen treten nach kaltem Wind oder nach Schwimmen (Tauchen) in kaltem Wasser, auch im Hochsommer, auf. Meist ist nur das rechte Ohr oder der Bereich hinter dem rechten Ohr betroffen.
▶ Dosierung: alle 2 Stunden 3 Globuli C12, bei Besserung seltener

---

Kalium sulfuricum nimmt man bei folgenden Beschwerden: Infolge eines gelben, schleimigen Schnupfens kommt es zu einem eitrigen Erguss im Mittelohr mit entsprechender Schwerhörigkeit.
▶ Dosierung: 2-mal täglich 3 Globuli C6

Modalitäten für Magnesium phosphoricum: Durch Kälte, kaltes Wasser, Waschen des Gesichtes mit kaltem Wasser, Berührung und beim Drehen des Kopfes verschlimmern sich die Schmerzen. Wärme tut gut.

Ohrenschmerzen, Mittelohrentzündung

Mercurius solubilis

Die Ohrenschmerzen treten nur rechts oder zuerst links und dann rechts zusammen mit einer Erkältung auf; sie sind meist nachts am schlimmsten und können sich bis zur Besinnungslosigkeit steigern.

Der Eiter ist gelb oder grünlich, blutig und übelriechend. Das Sekret ist derart scharf, dass es Gehörgang und Ohrmuschel anätzt.

Obwohl der Kranke leicht friert, verträgt er die Bettwärme schlecht und schwitzt reichlich. Auch beim Bücken, beim Schlucken und nachts geht es dem Kranken schlechter.

▶ Dosierung: alle 2 bis 3 Stunden 3 Globuli C12

Natrium muriaticum empfiehlt sich bei periodisch auftretenden Schmerzen im linken Ohr, die sich abends verschlimmern und nach einer Enttäuschung oder einem Kummer auftreten. Oft kommt Fieber mit großer Kälte und Schwäche hinzu.
▶ Dosierung: 3-mal täglich 3 Globuli C6

Phosphorus

Die Ohrenschmerzen verschlimmern sich beim Sprechen oder Niesen. Die Schwerhörigkeit durch Tubenkatarrh betrifft bevorzugt das Wahrnehmen von Stimmen; Geräusche werden in ihrer normalen Lautstärke wahrgenommen.

▶ Dosierung: 3-mal täglich 3 Globuli C6

Plantago

Plantago nehmen Sie bei stechenden oder neuralgischen Ohrenschmerzen, welche zusammen mit einer Mittelohrentzündung oder Zahnschmerzen auftreten. Die Schmerzen ziehen durch den Kopf hindurch von einem Ohr zum anderen. Das Gehör ist sehr scharf, Geräusche werden als schmerzhaft empfunden.

Durch Kälte und Berührung verschlechtert sich das Befinden.

▶ Dosierung: stündlich 3 Globuli C4, bei Besserung seltener

Bis sich das Trommelfell öffnet und der Erguss abfließt, können die Schmerzen bei Pulsatilla so gewaltig sein, dass der Kranke meint, den Verstand zu verlieren. Die Absonderung kann dickflüssig, eitrig, blutig, gelb oder gelblichgrün sein.

Pulsatilla

Die Ohrenschmerzen treten nach Kälteeinwirkung oder als Folge eines eitrigen Schnupfens auf. Entweder schmerzt das rechte Ohr oder das linke, selten beide.

Der Kranke ist weinerlich, launisch und sehr liebebedürftig. Er hat ein großes Frischluftbedürfnis, es friert ihn aber schnell.
▶ Dosierung: alle 3 Stunden 3 Globuli C12; bei bereits geöffnetem Trommelfell alle 2 Stunden 3 Globuli C6

Sepia

Bei reißenden, stechenden oder ziehenden Schmerzen, die häufiger am linken als am rechten Ohr auftreten, nehmen Sie Sepia.
Oft begleiten Zahnschmerzen die Beschwerden. Sie beginnen häufig gegen Ende eines Schnupfens oder als Folge kalten Windes. Verschlechterungen treten morgens, abends und nachts auf, im Freien und während des Stuhlgangs. Schlaf und Wärme sind wohl tuend.
▶ Dosierung: alle 2 Stunden 3 Globuli C12

Tellurium

Typisch ist die chronische Mittelohrentzündung mit scharfem, nach Fischlake riechendem, gelbem Sekret und Ekzemen hinter dem Ohr.
▶ Dosierung: 3 Tage lang 1-mal täglich 3 Globuli C12

Silicea nimmt man bei Ohrenschmerzen mit übelriechendem, krümeligem Eiterfluss. Das Gehör ist reduziert, es dröhnt manchmal in den Ohren. Der Patient friert leicht.
▶ Dosierung: 2-mal täglich 3 Globuli C12

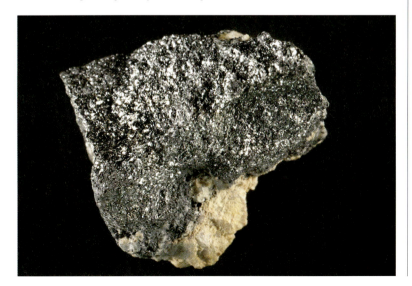

Tellur wird meist aus Schwefelerzen gewonnen, in denen es angereichert ist. In gößeren Mengen können Tellurverbindungen im Menschen einen knoblauchartigen Geruch hervorrufen.

Schnupfen, Nebenhöhlenentzündung

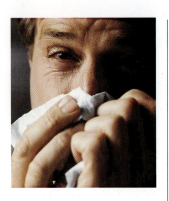

Wer kennt das nicht – die lästig laufende Nase, die einem das Leben schwer macht und einem oft sogar die Lust am Essen raubt.

Bei chronischem Schnupfen kann es sinnvoll sein, einen Allergietest zu machen und den Darm auf Parasiten untersuchen zu lassen. Akuter Schnupfen dient der Selbstreinigung des Körpers über die Schleimhäute und ist normalerweise nicht gefährlich.

Ein Schnupfen heilt 100 Krankheiten

Aus der Naturheilkunde wissen wir, dass der Nasenkatarrh eine Maßnahme der Selbstreinigung und damit Selbstheilung des Organismus darstellt. Mit seiner Hilfe kann der Körper eine Fülle von Giftstoffen zur Ausscheidung bringen. Dies fördert das Allgemeinbefinden mit seinem Bedürfnis nach Ruhe und Schonung.

Wer hingegen Nasentropfen, Schnupfentropfen und Kapseln gegen Schnupfen verwendet, führt seinem Körper auch chemische Stoffe zu. Diese blockieren meist den Selbstheilungsprozess, anstatt ihn zu fördern. Die Folge ist dann eine Schwächung der Selbstheilungskräfte, die außerdem zu chronischen Katarrhen im Hals-Nasen-Ohren-Bereich führen kann.

Man kann etwas Sinnvolles tun

»Ein Schnupfen dauert unbehandelt eine Woche, mit Behandlung ist er nach sieben Tagen vorbei« ist eine alte Aussage, die aber so nicht stimmen muss.

▶ Ist der Schnupfen nur leicht, treten meist auch keine spezifischen Symptome auf. Das erschwert das Auffinden des geeigneten homöopathischen Mittels. Hier sollten Sie lieber Ihren Körper sich selbst überlassen, ihm Ruhe gönnen und in seinem Selbstheilungsprozess unterstützen (durch Wärme, Trinken, leichte Kost, viel Schlaf).

▶ Bei Eiterung, Kopfschmerzen, der Gefahr einer Chronifizierung, der Gefahr einer Ausbreitung auf Ohren oder Bronchien lohnt sich die Suche nach dem Simile, dem homöopathischen Mittel, das diesen Krankheitszustand zur Ausheilung bringt.

Selbstreinigung des Körpers ■

Unterstützung der Selbstheilungskräfte

▶ Reduzieren Sie Ihre Alltags-belastungen.

▶ Achten Sie auf ausreichen-den Schlaf. Besonders der Schlaf vor Mitternacht ist ge-sundheitsförderlich.

▶ Ziehen Sie sich warm an; be-vorzugen Sie warme Kleidung aus reinen Naturmaterialien (z.B. keine Nylonstrümpfe).

▶ Nehmen Sie heiße Bäder, und brausen Sie sich anschlie-ßend kalt ab.

▶ Wechselduschen haben eine ähnlich anregende Wirkung.

▶ Bei Krankheiten hilft es dem Körper meist, weniger zu essen (ohne Zwischenmahlzeiten).

▶ Verzichten Sie jetzt beson-ders auf schwere Speisen, und schränken Sie den Genuss von tierischem Eiweiß ein.

▶ Milch und Sauermilchpro-dukte verstärken die Verschlei-mung bei einem Schnupfen, besonders bei nassem und feuchtem Wetter. Schränken Sie daher auch den Genuss dieser Lebensmittel vorüber-gehend ein.

Auch wenn man bei einem Schnupfen noch ganz gut auf den Beinen ist, sollte man sich viel Ruhe und Schlaf gönnen. Der Körper kommt so wieder am bes-ten zu Kräften und kann die Schnupfenviren von innen heraus bekämpfen.

Fragenkatalog zu Schnupfen und Nebenhöhlenentzündung

▶ Wie sieht die Absonderung aus (Farbe, blutig)?

▶ Wie ist die Beschaffenheit der Absonderung (z.B. dick-, dünnflüssig, verklumpt)?

▶ Welchen Geruch hat die Absonderung (stark oder nur gering)?

▶ Ist der Schnupfen einseitig, beidseitig oder wechselhaft?

▶ Welche anderen Beschwerden begleiten den Schnupfen (Kopf-schmerzen, Zahnschmerzen, Nasenbluten, Juckreiz, Niesen)?

▶ Wodurch wurde der Schnupfen ausgelöst (z.B. durch Unterkühlung, Trockenheit, Wind, Haareschneiden)?

▶ Welche Auswirkungen hat der Schnupfen (Geruchssinn)?

▶ Wann läuft die Nase, wann ist sie verstopft?

▶ Bei verstopfter Nase: Welches Nasenloch ist betroffen?

▶ Sind auch die Stirnhöhlen zu spüren? Wenn ja, wo genau und unter welchen Bedingungen, Bewegungen)?

Zur allgemeinen Ab-wehrsteigerung hilft eine spagyrische Urtinktur von Echinacea angustifolia.

▶ Dosierung:
3-mal täglich 15 Tropfen. Alternativ dazu kann auch Echinacea D3 zur Stärkung des Immunsystems einge-nommen werden.

▶ Dosierung:
3-mal täglich 5 Globuli

Schnupfen, Nebenhöhlenentzündung

Das richtige Mittel bei Schnupfen und Nebenhöhlenentzündung	Allium cepa	Arum triphyllum	Belladonna	Carbo vegetabilis	Dulcamara	Euphrasia	Hepar sulfuris	Ignatia	Kalium bichromicum	Lycopodium	Nux vomica	Pulsatilla	Rhus toxicodendron	Sabadilla	Sambucus nigra	Silicea	Sulfur	Thuja
Absonderung blutig	●		●	●		●	●		●		●	●	●	●		●	●	●
Absonderung borkig		●					●		●		●					●	●	●
Absonderung dickflüssig	●			●	●	●	●		●		●	●	●	●		●		●
Absonderung dünn		●					●							●			●	
Absonderung gelb		●	●						●			●				●	●	●
Absonderung grün					●				●		●	●				●	●	●
Absonderung klebrig							●		●						●	●	●	
Absonderung übelriechend			●				●		●		●	●	●			●	●	●
Absonderung wundmachend	●	●		●		●	●		●		●	●	●					●
Jucken der Nasenspitze																●	●	
Nasenbohren		●		●			●									●	●	●
Nasenbluten beim Schnäuzen				●			●				●	●	●	●		●	●	●
Schnupfen, einseitig			●				●				●							
Schnupfen, linke Seite	●	●																●
Schnupfen, rechte Seite						●			●									
Schnupfen, Bewegung bessert					●								●					●
Schnupfen, im Freien besser	●										●	●						●
Schnupfen durch Haareschneiden			●								●	●				●		
Schnupfen mit Halsschmerzen											●							
Schnupfen in Schneeluft												●	●					
Schnupfen während feuchtem Wetter	●				●		●					●						

86

Merkmale heftigen Schnupfens

Das richtige Mittel bei Schnupfen und Nebenhöhlenentzündung

	Allium cepa	Arum triphyllum	Belladonna	Carbo vegetabilis	Dulcamara	Euphrasia	Hepar sulfuris	Ignatia	Kalium bichromicum	Lycopodium	Nux vomica	Pulsatilla	Rhus toxicodendron	Sabadilla	Sambucus nigra	Silicea	Sulfur	Thuja
Schnupfen, im warmen Zimmer besser					●									●				
Schnupfen, im warmen Zimmer	●			●							●							
Stockschnupfen abwechselnd mit Fließschnupfen				●		●					●	●				●	●	
Stockschnupfen im warmen Zimmer												●					●	●
Trockenheit der Nase nachts											●						●	●
Verlust des Geruchssinns			●				●		●		●	●				●	●	
Verstopfung der Nase	●	●	●	●			●		●		●	●	●	●	●	●	●	●
Verstopfung links		●		●														
Verstopfung rechts			●						●									●
Verstopfung abwechselnde Seiten											●			●				
Verstopfung einseitig			●														●	
Verstopfung morgens		●	●				●		●							●		
Verstopfung nachts											●				●	●		
Verstopfung mit Eiter												●				●		
Verstopfung, im Freien												●					●	
Verstopfung bei Säuglingen									●						●			
Verstopfung im warmen Raum				●								●					●	
Gefühl der Verstopfung		●							●		●							●
Gefühl der Verstopfung mit wässriger Absonderung		●									●							
Zahnschmerzen durch Erkältung			●	●	●						●	●	●					

87

Mittelbeschreibungen

Allium cepa

Der wässrige, scharfe Schnupfen reizt Nase, Augen und den Kehlkopf. Niesreiz mit Druckkopfschmerz in den Stirnhöhlen, reichlicher Tränenfluss und das Absteigen des Katarrhes über den Kehlkopf, mit Wundheit und Heiserkeit, zu den Bronchien mit einem krampfartigen, trockenen Husten sind die Folgen.
▶ Dosierung: 3-mal täglich 3 Globuli C6

Arum triphyllum

Es besteht ein Fließschnupfen mit gleichzeitig verstopfter Nase oder einem Verstopfungsgefühl. Der Kranke muss durch den Mund atmen oder versucht, durch Nasenbohren die Nase frei zu bekommen.
Das Sekret ist scharf, Schleimhäute und Nasenlöcher sind wund mit einem lästigen Kribbeln, welches den Kranken häufig an der Nase herumzupfen lässt. Er hört erst auf, wenn es blutet. Nachmittags, in der Wärme und beim Hinlegen verschlechtert sich der Zustand.
▶ Dosierung: 3-mal täglich 3 Globuli C6

Belladonna

Der Schnupfen entsteht nach zu langem Aufenthalt in der Kälte oder nach einem Verkühlen der Kopfhaut (Haareschneiden oder -waschen ohne abzutrocknen). Die Nase schwillt an, wird rot und heiß. Sie läuft nur auf einer Seite. Vom Putzen brennt die Nasenspitze unangenehm.
▶ Dosierung: innerhalb von 15 Minuten 2-mal 3 Globuli C6, danach alle 2 Stunden 3 Globuli

Carbo vegetabilis

Erkältungsneigung besteht bevorzugt im Frühling, wenn das Wetter von kalt nach warm wechselt und eine hohe Luftfeuchtigkeit auftritt.

Der Katarrh bei Allium tritt auf infolge nasskalten, windigen Wetters oder nasser Füße. Er verschlimmert sich in warmen Räumen, besonders bei hoher Luftfeuchtigkeit, und bessert sich im Freien.

Die Erkältung steigt dann meist über den Kehlkopf zu den Bronchien hinab. Heiserkeit kann das Krankheitsbild begleiten, gelegentliche, lange Hustenattacken mit einem Brennschmerz und Schleimrasseln in der Brust.

Als typisches Merkmal für Carbo vegetabilis gilt das ständige Kribbeln in der Nase ohne Niesen, auch Nasenbluten nach körperlicher Anstrengung. Während die Nase anschwillt, fühlt sich der Betroffene unwohl, alles strengt ihn an.

▶ Dosierung: 2-mal täglich 5 Globuli C12

Dulcamara

An Dulcamara sollten Sie denken, wenn Sie sich bei feuchtem Wetter oder durch Nasswerden erkältet haben. Schnupfen oder Blasenentzündungen können auch nach Sitzen im feuchten Gras, bei Wetterwechsel von warm nach feuchtkalt auftreten. Die Absonderung ist schleimig dick oder wässrig.

In kalter Luft ist die Nase verstopft. In warmen Räumen oder beim Warmwerden durch Bewegung wird die Nase wieder frei.

▶ Dosierung: 3-mal täglich 3 Globuli C6

Euphrasia

Die Erkältung wurde durch Wind ausgelöst, mit starker Augenbeteiligung. Die Augen tränen stark, sind gerötet und lichtempfindlich.

Im Gegensatz zu Allium cepa ist in diesem Krankheitszustand die Augenabsonderung scharf und wundmachend, während das Nasensekret mild ist.

Verschlechterungen des Schnupfens treten ein in warmen Räumen und allgemein tagsüber (wie auch der begleitende Husten). Der Tränenfluss verschlimmert sich in der Kälte oder bei Wind. Im Liegen wird vor allem der Schnupfen besser. Dehnt sich der Katarrh auf den Kehlkopf aus, kommt es zu quälendem Reizhusten mit reichlichem Auswurf.

▶ Dosierung: 3-mal täglich 3 Globuli C6

Modalitäten bei Carbo vegetabilis: Verschlechterungen treten abends, nachts und im Freien auf. Dem Patienten geht es besser, wenn man ihm Luft zufächelt.

Schnupfen, Nebenhöhlenentzündung

Hepar sulfuris

Die Erkältung tritt bei trocken-kaltem Winterwetter auf. Der Schnupfen ist anfangs flüssig gelb oder grünlich, wird aber bald dicker und oft übelriechend. Es kommt zu schorfigen Krusten an den Nasenöffnungen und einem schmerzhaften Verstopfungsgefühl an der Nasenwurzel. Breitet sich die Entzündung auf die Stirnhöhlen aus, sind splitterartige Schmerzen in der Stirn oder im Kieferbereich typisch.
▶ Dosierung: 2-mal täglich 5 Globuli C12

Passt zu Hepar sulfuris: Der Kranke ist leicht reizbar und überempfindlich gegen die geringste Abkühlung (auch Entblößen). Sein Zustand bessert sich durch feuchtes Wetter, Wärme, feuchtwarme Anwendungen, Inhalationen.

Kalium bichromicum

Dieses Mittel kommt bei Menschen zur Anwendung, denen es schnell zu warm wird und die deshalb besonders in Frühjahr und Herbst immer wieder zu leicht bekleidet sind.

Im akuten Stadium ist der Schnupfen dünnflüssig gelb oder grünlich, mit einem Gefühl von Trockenheit, Verstopfung und einem Druck an der Nasenwurzel. Charakteristisch ist dann das Folgestadium, in dem die Absonderungen immer geleeartiger, zäher, klebriger oder auch fadenziehend werden. Es bilden sich Krusten und Borken, die sich aufgrund ihrer Klebrigkeit nicht durch Schnäuzen ablösen lassen. Nach dem Ablösen bilden sie sich umgehend nach.

Kommt es zu einer Nebenhöhlenentzündung, bleiben die Schmerzen an Stirn und Kiefer auf kleine Stellen begrenzt. Sie verschlimmern sich durch Druck und Kälte, kommen und vergehen ganz plötzlich.

Durch Wärme und feuchtwarme Inhalationen bessert sich der Zustand des Patienten.
▶ Dosierung: 3-mal täglich 3 Globuli C6

Bei Schnupfen mit verstopfter Nase und schleimig-eitriger Absonderung nimmt man Luffa operculata. Der Kranke ist durstig, müde und hat dumpfe Kopfschmerzen, die von der Stirn zum Nacken ziehen.
▶ Dosierung: 3-mal täglich 5 Globuli C6

Nux vomica

Bei trockenem, kaltem Wetter ist die Neigung zu Erkältungen am größten. Für den gestressten und gereizten Nux-vomica-Patienten reicht dann schon ein kurzer ungeschützter Kältekontakt: Zugluft, Nasswerden, Haareschneiden, Kaltwerden von Füßen, Rücken oder Gesäß.

Hepar sulfuris – Pulsatilla

Der Schnupfen ist schwach, mild, schleimig-dünnflüssig. Die Nase läuft am Tag, besonders in der Früh, und in der Kälte. Nachts und in warmen Räumen ist immer eine Nasenseite abwechselnd verstopft. Der Kranke bekommt dann fast keine Luft. In kalter Luft besteht Niesreiz. Morgens geht es dem Kranken besser, frische Luft tut ihm gut.
Der Patient ist extrem wärmebedürftig. Im Anfangsstadium kann ein heißes Fußbad die Erkältung oft noch abwenden.
▶ Dosierung: 3-mal täglich 3 Globuli C6

Pulsatilla

Der Schnupfen ist anfangs schleimig-klar. In der Folge ist er am Morgen rahmig-gelb. Entzünden sich die Nebenhöhlen, bleibt das Sekret auch im Lauf des Tages gelb und wird dann grün.
Der Kranke hat ein großes Frischluftbedürfnis, keinen Appetit und keinen Durst. Vorübergehend können Geschmacks- und Geruchssinn verlorengehen. Stirnhöhlenentzündung tritt eventuell auf. Abends, nachts und in warmen Räumen verschlechtert sich der Zustand, Besserung entsteht durch leichte Bewegung und in frischer Luft.
▶ Dosierung: 3-mal täglich 3 Globuli C6

Für Pulsatilla ist die Wechselhaftigkeit charakteristisch: Am Morgen, in frischer, kühler Luft ist die Nase ganz frei, abends und in warmen Räumen total verstopft. Die Stimmung ist mild, liebebedürftig und nachgiebig oder weinerlich, gereizt und abweisend.

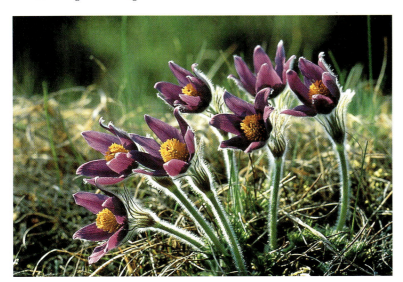

Die Echte Küchenschelle (Pulsatilla vulgaris) gehört zur Familie der Hahnenfußgewächse. Das Homöopathikum wird aus der ganzen, zur Blütezeit gesammelten Pflanze hergestellt.

Rhus toxicodendron

Kälte oder Nasswerden, Feuchtigkeit oder Nebel können zu einem Schnupfen führen. Die Nase ist rot und geschwollen. Der Atem erscheint heiß und hinterlässt ein brennendes Trockenheitsgefühl. Die Nasenspitze ist rot und wund durch das häufige Naseputzen. Hinzu kommen häufig Halsschmerzen, welche morgens beim Erwachen am schlimmsten sind.

Der Kranke spürt eine permanente Unruhe und fühlt sich deprimiert. Beides bessert sich durch Bewegung. Er hat starken Durst auf kalte Getränke wie Mineralwasser oder Milch, die seine Symptome aber verschlechtern und ihn frieren lassen.

▷ Dosierung: 3-mal täglich 3 Globuli C6

Sabadilla

Modalitäten bei Sabadilla: In kalter Luft, im Freien und durch Blumenduft verschlechtert sich das Befinden. Es bessert sich in warmer Luft, durch warme Getränke.

Diese mexikanische Lilienart hilft nervösen, verfrorenen Menschen, die sich nach Kälteeinwirkung leicht erkälten.

Die Absonderung ist anfangs von dünner, dann von dickerer Beschaffenheit. Dabei ist immer eine Nasenseite abwechselnd verstopft. Augen und Nase brennen, es besteht starker Niesreiz.

Heftige Schmerzen treten an Stirn und Nasenwurzel auf, auch Schluckbeschwerden, besonders beim Leerschlucken.

▷ Dosierung: 3-mal täglich 3 Globuli C6

Sambucus nigra

Dieses Mittel wird häufig bei Säuglingen eingesetzt, die wegen ihrer verstopften Nase nicht trinken können. Die Nase ist ohne Absonderung verstopft, der Patient schnieft ständig. Nachts kann es zu kruppartigen Hustenanfällen mit Atemnot kommen. Auch in trockener, kalter Luft verschlechtert sich das Befinden.

Tritt auch Heiserkeit mit zähem Schleim in der Kehle auf, wird sie zusätzlich mit warmen Umschlägen um den Hals behandelt.

▷ Dosierung: 3-mal täglich 3 Globuli C6

Silicea

Durch kalte Füße kommt es leicht zu einem Schnupfen mit dickflüssigem eitrigen Sekret. Es bilden sich trockene, harte Krusten, die beim Ablösen leicht bluten. Die Nasenspitze juckt, der Kranke muss häufig niesen, auch beim Kämmen der Haare. Der Kranke ist sehr kälteempfindlich, besonders an Kopf, Händen und Füßen. Dabei neigt er zum Schwitzen, Hände und Füße sind häufig feucht und kalt.
Verschlechterung tritt morgens, durch Kälte und im Winter ein. Es geht dem Patienten besser durch Wärme, im Sommer und wenn er seinen Kopf einhüllt.
▶ Dosierung: 2-mal täglich 5 Globuli C12

Sulfur

Der Schnupfen fließt anfangs kräftig mit heftigen, lauten Niesanfällen. Das Sekret ist wässrig-scharf und brennt auf den Schleimhäuten. Später wird es gelb oder grünlich, klebrig, auch übelriechend.
Geruchsverlust kann bei chronischem Schnupfen auftreten, auch eine illusionäre Geruchswahrnehmung.
Der Kranke verspürt immer wieder Hitzewallungen im Gesicht und empfindet warme Räume als unangenehm. Für seinen Magen braucht er aber warme Getränke. An der frischen Luft geht es ihm besser.
▶ Dosierung: 2-mal täglich 5 Globuli C6

Modalitäten bei Sulfur: Verschlechterung tritt ein am Vormittag, im Stehen und in Wärme. Besserung erzielt man durch Bewegung, im Freien und Liegen auf der rechten Seite.

Thuja

Der Schnupfen ist hartnäckig oder chronisch mit dickem, grünem Schleim, der auch mit Eiter und Blut vermischt sein kann. Es gibt bräunliche Borken und Krusten, die sich schwer ablösen und wunde Stellen hinterlassen. Der Kranke empfindet einen Geruch nach saurem Bier oder Fischlake. Durch Niesen wird die Nase freier.
Auffällig sind Risse in der Falte der Nasenflügel, grobporige Haut der Nase, schorfige Nasenlöcher und einzelne große Warzen.
▶ Dosierung: 3-mal täglich 3 Globuli C6

■ Über dieses Buch

Impressum

© 1997 Südwest Verlag GmbH
in der Verlagshaus
Goethestraße GmbH & Co. KG,
München
2. Auflage 1999

Alle Rechte vorbehalten.
Nachdruck – auch auszugs-
weise – nur mit
Genehmigung des Verlags.

Redaktion:
Silke Weidner
Redaktionsleitung und
medizinische Fachberatung:
Dr. med. Christiane Lentz
Bildredaktion:
Sabine Kestler
Produktion:
Manfred Metzger
Umschlag:
Heinz Kraxenberger,
München;
Till Eiden
DTP/Satz:
Wolfgang Lehner
Druck:
Color-Offset, München
Bindung:
R. Oldenbourg, München

Printed in Germany

Gedruckt auf chlor-
und säurearmem Papier

ISBN 3-517-07580-9

Über den Autor

Michael Helfferich ist Apotheker und Heilpraktiker. Er betreibt seine Natur-
heilpraxis in Markt Indersdorf im Landkreis Dachau mit den Schwerpunkten
klassische Homöopathie, Bach-Blütentherapie und Fußreflexzonenmassage.
Er hält Vorträge im deutschsprachigen Raum, führt seit 1989 einwöchige
naturheilkundliche und homöopathische Seminare in der Toskana durch.

Literatur

Boericke, William: Homöopathische Mittel und Wirkungen. Verlag Grund-
lagen und Praxis. Leer 1973
Bomhardt, Martin: Symbolische Materia Medica. Martin Bomhardt. Berlin
1994
Coulter, Catherine R.: Portraits homöopathischer Arzneimittel. Band 1 und
2. Haug Verlag. Heidelberg 1988
Friedrich, E. und P.: Charaktere homöopathischer Arzneimittel. Traupe
Verlag. Höhenkirchen 1991
Helfferich, Michael/Hohenester, Walther: Homöopathische Hausapotheke.
Südwest Verlag. 2. Auflage, München 1997
Hohenester, Walther/Helfferich, Michael: Ganzheitlich Heilen durch Homöo-
pathie. Südwest Verlag. 6. Auflage, München 1998
Köhler, Gerhard: Lehrbuch der Homöopathie. Band 1 und 2. Hippokrates
Verlag. Stuttgart 1988
Vithoulkas, Georgos: Essenzen homöopathischer Arzneimittel. Silvia Faust
Verlag. Frankfurt 1990
Zittlau, Jörg/Helfferich, Michael: Heilpflanzen unserer Heimat. Ludwig Ver-
lag. München 1997

Hinweis

Das vorliegende Buch ist sorgfältig erarbeitet worden. Dennoch erfolgen
alle Angaben ohne Gewähr. Weder Autor noch Verlag können für eventu-
elle Nachteile oder Schäden, die aus den im Buch gemachten praktischen
Hinweisen resultieren, eine Haftung übernehmen.

Bildnachweis

Archiv Lapis/Christian Weise Verlag, München: 83 (S. Weiss); Bilderberg,
Hamburg: 1 (Eberhard Grames), 12 (Nomi Baumgartl); Botanik-Bildarchiv
Laux, Biberach/Riß: U4, 23, 35, 41, 49, 73; Das Fotoarchiv, Essen: 8 (Os-
wald Baumeister); Nagy Michael, München: Titelbild; Rehm Claudia,
Stockdorf: 6, 11; The Image Bank, München: 18 (Roberto Valladares), 26
(Ross Whitaker), 74 (Barros & Barros); Tony Stone, München: 44 (Frank
Heroholdt), 84 (Bruce Ayres); Transglobe Agency, Hamburg: 54
(Jerrican/Labat); Wildlife, Hamburg: 30 (M. Mavrikakis), 67, 91 (D. Harms)

Heilmittelregister

Aconitum 14ff., 19, 28f., 31, 46f., 48, 56ff., 76f., 78, 86f.
Aesculus 28f., 31
Allium cepa 85, 88
Antimonium tartaricum 48, 59
Apis 14ff., 28f., 32, 46f., 48, 56ff., 74, 76f., 78, 86f.
Argentum metallicum 48f.
Arnica 49, 60
Arsenicum album 14ff., 25, 28f., 32f., 46f., 56ff., 60, 76f., 86f.
Arum triphyllum 32, 49, 88

Baptisia 28f., 33
Barium carbonicum 14ff., 28f., 33f., 46f., 56ff., 76f., 86f.
Barium muriaticum 28f., 34
Belladonna 4f., 14ff., 19, 23, 28f., 34, 46f., 56ff., 60f., 76f., 78f., 86f., 88
Bromum 61
Bryonia 14ff., 20, 28f., 34f., 46f., 56ff., 60f., 76f., 86f.

Calcium carbonicum 14ff., 46f., 56ff., 76f., 79, 86f.
Cantharis 28f.
Capsicum 28f., 35, 50
Carbo vegetabilis 50, 53, 88f.
Causticum 50, 53
Causticum Hahnemanni 62
Chamomilla 14ff., 20, 46f., 50f., 56ff., 76f., 79, 86f.
China 14ff., 25, 46f., 56ff., 76f., 86f.
Cina 63
Coccus cacti 63
Conium 63
Corallium rubrum 63f.
Cuprum metallicum 64

Drosera 51, 64

Dulcamara 14ff., 46f., 56ff., 65, 76f., 80, 86f., 89

Echinacea angustifolia 14ff., 21, 46f., 56ff., 76f., 86f., 88
Eupatorium perfoliatum 14ff., 21, 46f., 51, 56ff., 76f., 86f.
Euphrasia 65, 89

Ferrum phosphoricum 14ff., 21f., 46f., 56ff., 74, 76f., 80, 86f.

Gelsemium 14ff., 22, 25, 46f., 56ff., 76f., 80, 86f.

Hepar sulfuris 14ff., 28f., 36, 46f., 51, 56ff., 65f., 76f., 80, 86f., 90
Hyoscyamus 66

Ignatia 8, 14ff., 28f., 36, 46f., 56ff., 66, 76f., 86f.
Ipecacuanha 14, 28f., 46f., 56ff., 66f., 76f., 86f.

Kalium bichromicum 14ff., 28f., 37, 46f., 56ff., 67, 76f., 81, 86f., 90
Kalium carbonicum 37, 68
Kalium phosphoricum 25
Kalium sulfuricum 81f.

Lac caninum 28f., 37
Lachesis 14ff., 28f., 38, 46f., 56ff., 76f., 81, 86
Luffa operculata 90
Lycopodium 8, 14ff., 28f., 38, 46f., 56ff., 68, 76f., 81, 86f.

Magnesium phosphoricum 81
Mercurius corrosivus 28f., 39, 46f.
Mercurius jodatus flavus 28f., 39
Mercurius jodatus ruber 28f.

Mercurius solubilis 14ff., 28f., 39f., 51, 53, 56ff., 74, 76f., 82, 86f.

Natrium carbonicum 69
Natrium muriaticum 8, 14ff., 28f., 46f., 56ff., 69, 76f., 82, 86f.
Natrium phosphoricum 69
Natrium sulfuricum 69
Nitricum acidum 40
Nux vomica 8, 14ff., 23, 28f., 40, 46f., 56ff., 69f., 76f., 86f., 90f.

Phosphorus 14ff., 28f., 41, 46f., 52, 56ff., 70, 76f., 82, 86f.
Phytolacca 14ff., 28f., 41f., 46f., 56ff., 76f., 86f.
Plantago 82
Pulsatilla 8, 14ff., 24, 28f., 46f., 52, 56ff., 71, 74, 76f., 82f., 86f., 91
Pyrogenium 28f., 42

Rhus toxicodendron 14ff., 24, 28f., 42f., 46f., 52, 56ff., 71, 76f., 86f., 92
Rumex crispus 72

Sabadilla 92
Sambucus 52
Sambucus nigra 92
Senega 53
Sepia 8, 14ff., 28ff., 43, 46f., 56ff., 76f., 83, 86f.
Silicea 14ff., 28f., 43, 46f., 53, 56ff., 76f., 83, 86f., 93
Spongia 53, 72f.
Sticta pulmonaria 73
Sulfur 8, 14ff., 24f., 46f., 53, 56ff., 76f., 86f., 93

Tellurium 83
Thuja 14ff., 46f., 56ff., 76f., 86f., 93

Vincetoxicum 14ff., 46f., 56ff., 76f., 86f.

Sachregister

Abwehrschwäche 26
Allopathie 4, 6
Angina 26ff.
Angstgefühl 60
Antibiotika 27
Appetitlosigkeit 18f., 43
Asthma 61
Atemnot 38, 48, 52, 55, 59ff., 92
Auswurf → Husten bzw. Schnupfen

Bäder 24
Belladonnasymptome 19
Bettruhe 12
Bewegung 24
Bindehautentzündung 65
Blässe 25
Blutarmut 25
Bronchitis 22, 48, 54ff.
Brustwickel 54

Darmflora 26
Dosierung, richtige 10
Durstgefühl 20f., 25, 31, 35, 39,
    42, 50, 69

Einnahme, richtige 10
Entzündungsstreuung 27
Erbrechen 63f., 67, 71
Erschöpfung, ausgeprägte 25, 60

Fasten 12
Fieber 12ff., 27, 31f., 37, 42, 48, 51,
    55, 59, 82
    – Gelüste bei 16f.
Fiebertabellen 14ff.
Fließschnupfen 22, 72
Flüssigkeitszufuhr 12
Fragenkatalog
    – Fieber 13
    – Grippaler Infekt 13
    – Halsschmerzen 30

– Heiserkeit und Stimmverlust 45
– Husten und Bronchitis 55
– Ohrenschmerzen, Mittelohr-
    entzündung 75
– Schnupfen und Nebenhöhlen-
    entzündung 85

Gereiztheit 36, 62, 70
Gliederschmerzen 21ff.
Globuli 7, 10
Grippaler Infekt 12ff.
    – Gelüste 16ff.
Gurgeln 26

Hahnemann, Samuel 4, 9
Halsschmerzen 26ff., 44f., 79
Halswickel 26, 40, 44
Hausapotheke, homöopathische 5
Heiserkeit 32, 37, 41, 44ff., 61, 64, 72
    – nach Masern 50
Herzmuskelentzündungen 27
Husten 21f., 48, 50f., 54ff., 92

Kamille 12, 54
Kehlkopfentzündung 48, 53, 88f.
Kinder 26, 34, 60, 63, 74, 78f.
Kochsalz 26, 40, 54
Konstitutionsmittel 8
Kopfschmerzen 21ff., 62, 69, 84, 88
Kurzatmigkeit 48

Leerschlucken 38f.
Lungenentzündung 59
Lymphknoten, geschwollene 33f.

Magenschmerzen 23
Mandeln, vereiterte 26f.
Mittelbeschreibungen
    – bei Fieber 19ff.
    – bei Halsschmerzen, Angina 31ff.
    – bei Heiserkeit und Stimmverlust
        48ff.
    – bei Husten und Bronchitis 59ff.

– bei Ohrenschmerzen, Mittel-
    ohrentzündung 78ff.
– bei Schnupfen, Nebenhöhlen-
    entzündung 88ff.
Mittelohrentzündung 22, 74ff.

Nebenhöhlenentzündung 84ff.
Nervosität 36
Nierenentzündungen 27

Ohrenschmerzen 74ff.

Pfefferminze 12
Potenzen 9
Pseudokrupp 50

Reizhusten 66
Rheumatischer Formenkreis 27
Rippenfellentzündung 61

Salbei 26, 44
Säuglinge 20, 26, 92
Schlaflosigkeit 36
Schnupfen 31, 37, 50ff., 65, 68ff.,
    73, 81f., 84ff.
Schüttelfrost 21f., 78
Schwitzen 48, 51
Seitenstrangangina 41
Selbstdiagnose 5f.
Stimmbänder schonen 44
Stimme, Überforderung der 48ff., 53
Stimmverlust 37, 41, 44ff., 61, 64, 70
Symptome erkennen 5

Tees 12, 54

Umschläge
    – feuchtwarme 24
    – kalte 22
Urtinkturen 7, 9

Wadenwickel 12
Wärmflasche 24, 33

Zwiebelsäckchen 74